极简小儿推拿

马增斌 主编

U0216277

中国轻工业出版社

本书小儿推拿符号使用说明

按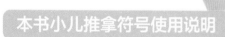

揉

掐、拿、捏

推 ⟶

分推 ⟵ ⟶

摩法、运法、旋推法

叩、捣法

捻、搓法 〰〰〰➤

擦法 ≡ ≡ ≡ ≡

拍法 ⋯➤

家有宝宝，父母最大的愿望莫过于看着他（她）健康成长。然而，宝宝在成长过程中，尤其是在 0~12 岁的时候，很容易出现咳嗽、感冒、发热等病症，这让很多父母手足无措、焦虑不安，看着宝宝无精打采的样子，心里别提多难受了。

学习一些小儿推拿知识，用双手呵护宝宝健康，可以未雨绸缪，为宝宝的健康打下坚实基础。小儿推拿作为一种绿色、安全的自然疗法，受到越来越多父母的青睐。小儿推拿是以中医儿科学和中医推拿学为基础，通过特定穴位的点、按、推、拿等手法调节宝宝脏腑的阴阳平衡，疏通身体经络、气血，增强宝宝体质，提高宝宝免疫力的一种治疗方法。

零推拿基础的父母不用着急，本书深入浅出地把理论和实际操作讲解得清晰透彻，基本手法、小儿取穴特点、常见病症分析、防治手段，层层递进，将小儿推拿完整而全面地呈现给父母。

小儿推拿别错过黄金时期，从出生到 12 岁，都可以进行推拿保健，在 6 岁之前进行效果更好，3 岁以前开始接受推拿按摩，被称为黄金阶段。父母需要在宝宝出生前后掌握这方面的相关知识，不为治疗，只为预防，让宝宝少生病、健康快乐地成长。

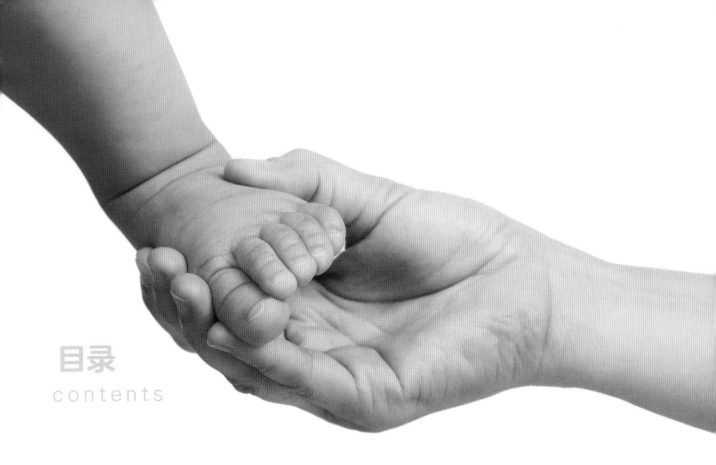

目录
contents

小儿推拿常用手法

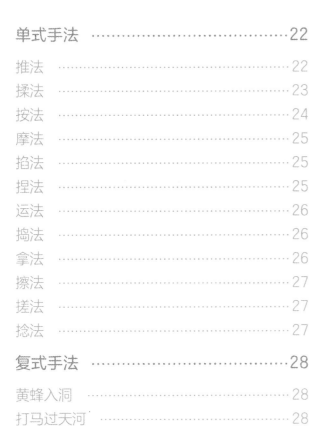

小儿推拿常用穴位

小儿日常保健的推拿方

小儿常见病推拿方

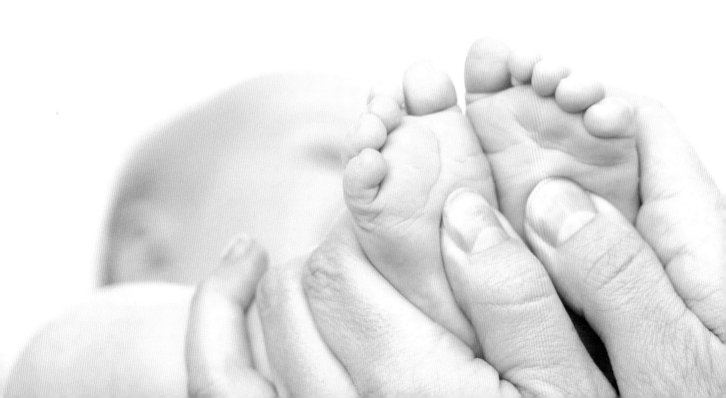

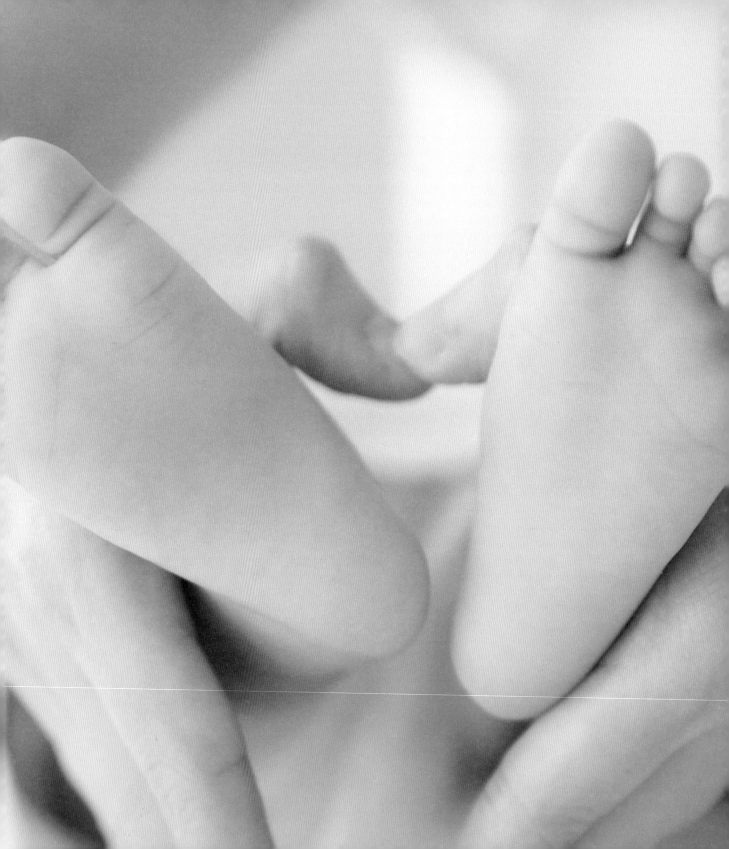

第一章

安全地使用小儿推拿

小儿推拿守护宝宝健康

　　中医推拿学是中医学中的重要学科，与方药、针灸并列为中医的三大治疗法宝，其理论基础是经络学说。小儿推拿疗法，亦称"小儿按摩术"，是在中医儿科学和中医推拿学的基本理论指导下，根据宝宝的生理和病理特点，在其体表特定的穴位或部位施以手法，以防病、治病或助长、益智的一种中医外治疗法。

　　小儿推拿是一种良性的、有序的、具有双向调节性的物理刺激，易被宝宝内脏、形体感知，从而产生功效。小儿推拿的作用具体可概括为"平衡阴阳、调和脏腑、疏通经络、行气活血、扶正祛邪"等，具有"有病治病，无病防病"的功效。

1 提高宝宝机体的各项功能。大量的临床实践证明，小儿推拿确实具有增强免疫功能的作用。此外还有助于宝宝气血充盈、饮食不偏、食欲旺盛、发育正常等。

2 缓解宝宝病痛。当宝宝生病时，可以按摩其身体的某一部位，通过经络的联系，使体内相应的脏腑产生相应的生理变化，从而达到辅助治疗疾病的作用。小儿推拿的治疗范围非常广，可以辅助治疗发热、感冒、咳嗽、流涎、腹痛、腹泻、便秘、厌食、遗尿、夜啼等多种常见疾病。

3 未病先防，提高宝宝对疾病的抵抗能力。小儿推拿对宝宝强身防病的功能主要体现在两个方面：一是未病先防，通过按摩，使宝宝经络通畅、气血调和、正气充足，从而起到未病先防的功效；二是防病传变，宝宝得病后传变较快，容易发生危急状态，而推拿可以在一定程度上起到防止传变以及发生危急病症的作用。

　　小儿推拿是经过长期的临床实践才逐渐形成的，专门用于辅助治疗小儿疾病。一般来说，小儿腹泻、便秘、咳嗽、发热等疾病，通过推拿可以取得一定的效果。

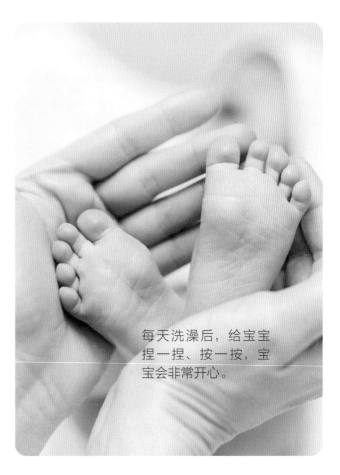

每天洗澡后，给宝宝捏一捏、按一按，宝宝会非常开心。

小儿推拿适应证与禁忌证

推拿发展至今已有数千年的历史，推拿疗法在很多病症的辅助治疗和养生保健中，都起到了一定的作用，在儿科疾病的治疗中，也体现了独有的优势。小儿推拿虽然运用广泛，但有些情况下是不能使用的。

小儿推拿疗法适用于 12 岁以下的儿童，一般对 6 岁以下的宝宝效果更好，尤其适用于 3 岁以下的婴幼儿。

小儿推拿适应证较广，常用于感冒、咳嗽、发热、腹痛、腹泻、呕吐、咽炎、肥胖、消化不良、少食厌食、疳积、哮喘、支气管炎、夜啼、梦呓、惊风、肌性斜颈、脑瘫、佝偻病、近视、盗汗、脱肛、湿疹、跌打损伤等治疗，也用于小儿保健与预防。

小儿推拿操作安全，运用广泛，但也有一些不宜推拿的禁忌证应予以注意，如表格所示。

皮肤疾患	各种皮肤病的皮损处及其他原因所致的皮肤破损处，如发生烧伤、烫伤、擦伤、裂伤等，皮肤炎症如疔疮、疖肿、脓肿，不明肿块及有伤口瘢痕等局部。
感染性疾病	如骨髓炎、蜂窝组织炎、丹毒等。
急性传染病	如猩红热、水痘、病毒性肝炎、肺结核等。
有出血倾向疾病	如患有血小板减少性紫癜、白血病、血友病、再生障碍性贫血、过敏性紫癜等，以及正在出血（包括内出血）的部位，应该禁用推拿，手法刺激后可导致再出血或加重出血。
部分骨科疾病	可能存在的骨及关节肿瘤，外伤骨折、脱位等不明疾病，局部应避免推拿。
其他	严重的心、肺、肝、肾等脏器疾病慎用推拿疗法。

以上禁忌证多是指某些不适宜采用推拿疗法的情况。在小儿推拿的适应证治疗时，同样要注意手法、力度、方向等，如果应用不当也会出现一些意外和危险，所以要求推拿学习者熟悉小儿相关解剖和病理知识，掌握小儿推拿手法，才能保证小儿推拿的安全性和有效性。

若要小儿安，三分饥与寒

　　"若要小儿安，三分饥与寒"是句老话，这句话源自明代医家万密斋的《育婴家秘》。这是根据小儿的阴阳、五脏等体质特点，以及人们养育儿女时过分强调暖衣、饱食等问题提出的建议。

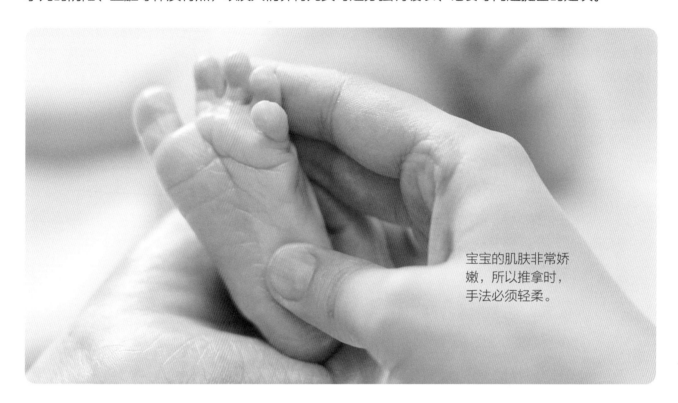

宝宝的肌肤非常娇嫩，所以推拿时，手法必须轻柔。

　　"三分饥"字面上的含义，似乎是指宝宝吃饭只能吃七分饱，保持三分饥饿，实际上指的是一个饮食原则，提醒家长平常不应该让宝宝贪食、吃得太饱。宝宝阳气足，新陈代谢旺盛，需要的营养物质相对较多，但胃肠的负担也较大，日常吃得过饱，就容易伤食。伤食则积热，热则伤阴，导致体内阴阳失调，容易生病。

太饱易造成宝宝腹泻

　　很多新手妈妈，总有这样的坏习惯——宝宝一哭就喂奶。虽然，有时候食物确实能让宝宝得到满足，停止哭泣，但更多时候，会造成宝宝消化紊乱而产生过食性腹泻。导致宝宝哭的原因有很多，有时是饥饿，有时是受到惊吓，或者是没有睡好。

吃太多会造成宝宝积食

　　宝宝吃得过饱，除了通过腹泻的方式排出体外，剩下的就只能囤积在肚子里了。如果妈妈发现宝宝的肚子圆滚滚的，而且连续几天胃口都不好，吃不下饭，那宝宝很可能是积食了。

积食易致咳嗽	中医上讲，脾为生痰之源，肺为贮痰之器。积食过久，脾胃虚弱，就容易生痰，导致咳嗽不止。
积食易致发热	吃的食物都囤积在中焦，积滞时间长了就会化热，热蒸于内，宝宝的体温就上去了。
积食易致便秘	太饱伤脾，脾常不足，脾胃运化不及，积滞肠腑，积久化热，积热蕴结，肠道传导失常，大便秘结不通。
积食易致盗汗	食滞肠胃，郁蒸化热，热蒸津液，外泄为汗。
积食可致气血不足	积食容易导致脾虚，而脾为气血生化之源，积食时间久了，容易气血不足。
积食可致惊啼	"胃不和则卧不安"，食滞易致气滞不行，胀满、腹痛、不眠不安。另外，还会积滞化热，内扰心脾，惊啼不止。

"三分寒"指的是宝宝不应该穿得过多、过暖。宝宝天性好动，新陈代谢相对较快，而且活动量较大，身体产热速度快于成年人。穿得过多、过暖，会因散热困难而出汗过多，并浸湿贴身衣服，此种情况下，被寒风吹过更易感冒；另外，穿得过多、过暖还会影响宝宝自身的体温调节功能。

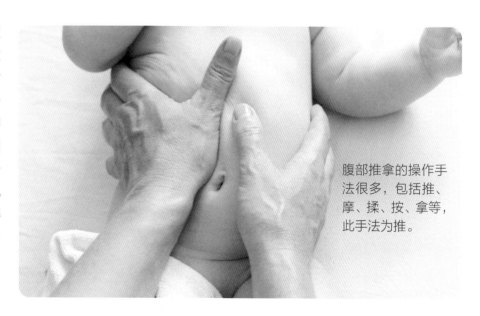

腹部推拿的操作手法很多，包括推、摩、揉、按、拿等，此手法为推。

小儿推拿操作手法与辨证

小儿推拿操作手法基本要求

均匀：是指动作要有节律性，用力轻重得当。

柔和：是指手法用力要灵活、缓和，中病即止。

平稳：是指手法要轻而不浮，重而不滞。

病症因人而异，小儿推拿时间、手法应根据宝宝病情、体质而定。一般来说，以推法、揉法次数为多；摩法时间较长；掐法则重、准、少，在掐法后常继用揉法，而按法和揉法也常配合使用。

小儿推拿的顺序

一般遵循先头面，次上肢、胸腹、腰背、下肢；也可先推患病重点部位后推相邻部位；或先推主穴，后推配穴；或先推配穴，后重点推主穴（如捏背等）。

而强刺激手法除急救外，一般放最后操作，以免引起宝宝哭闹，影响推拿的进行。

简单辨证

中医有两大观念——整体观念和辨证论治。辨就是辨别，证就是证型，如外感风寒、脾胃虚弱、肝郁气滞、阴虚火旺，这些都是证型。辨证就是分析患者是哪个证型。比如，判断疾病是外感风寒还是外感风热，这就是辨证。

成人证型复杂，病因复杂，所以辨证较难。但是宝宝的常见疾病和身体不适大多是由吃多、受凉和惊吓引起。小儿推拿要取得好的效果，辨证和手法缺一不可，但在家庭实施操作中，只要掌握大的原则和方向，以及基本推拿方法就可以了。

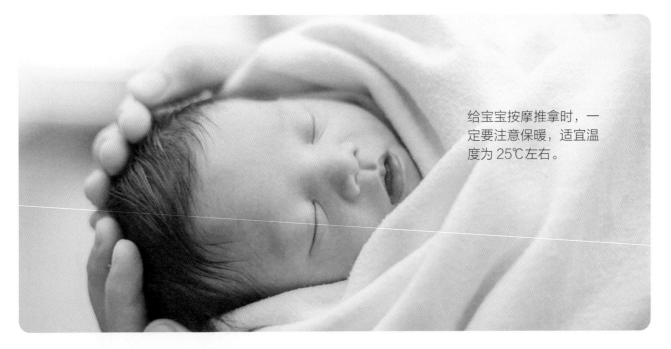

给宝宝按摩推拿时，一定要注意保暖，适宜温度为 25℃左右。

小儿推拿的补法和泻法

　　小儿推拿十分重视补泻，"虚者补之，实者泻之"是推拿的基本法则。在长期的医疗实践中，经过反复验证，总结出以下小儿推拿的补泻方法。

轻重补泻法	即操作者在宝宝体表穴位上操作时用力的大小，轻手法为补法，重手法为泻法。
快慢补泻法	所谓的快慢，是指操作者运用手法在宝宝体表穴位操作的速度，即频率。一般而言，手法操作频率快为泻法，反之为补法。
方向补泻法	这种方法主要用于宝宝的手部和腹部。一般来说，在手部穴位上，向心方向直推为补法，离心方向直推为泻法。
经络补泻法	又称为迎随补泻法或顺逆补泻法，是指随（顺）其经络走行方向操作为补法，迎（逆）其经络走行方向操作为泻法。
次数补泻法	指操作者用手法在穴位上操作次数的多少，它是衡量手法补泻的有效治疗量。一般而言，次数多、时间长而轻柔的手法为补法；次数少、时间短而较重的手法为泻法。
平补平泻法	指宝宝病情虚实不明显，或平素宝宝保健时常用的一种方法。

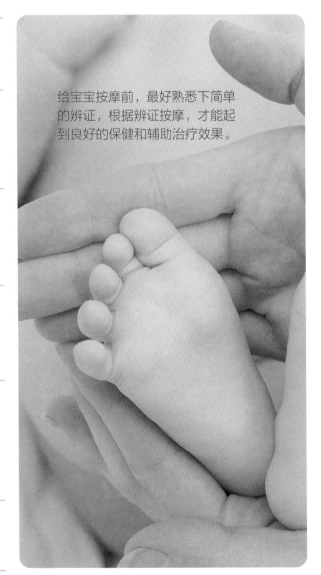

给宝宝按摩前，最好熟悉下简单的辨证，根据辨证按摩，才能起到良好的保健和辅助治疗效果。

宝宝五脏生理特点

宝宝一直处于生长发育中，在形体、生理等方面都与成人不同，因此，绝不能简单地将宝宝看成是成人的缩影。宝宝有其生理方面的特点，了解这些生理特点，对于掌握宝宝生长发育规律，指导儿童保健、疾病防治有着重要的意义。

心常有余	宝宝发育迅速，心常有余这一特征也会表现为心火旺。心火旺时，宝宝会舌尖发红，小便量少且色黄，临床还有一个表现是睡眠不好。有的宝宝不易入睡，有的宝宝睡不踏实，有时梦话连篇，有时哭闹不止。
肝常有余	肝开窍于目，眼睛的状况能够反映肝的状况。肝气郁结在宝宝身上不太常见，更多的是肝气旺盛。宝宝肝火旺的特点之一是眼屎多，尤其在春天，万物复苏，宝宝的肝火旺盛，特别容易患过敏性结膜炎或急性结膜炎等眼部疾病。
脾常不足	脾主运化，所谓运，是输送、转运的意思，而化则是消化、吸收的意思。如果脾胃虚，就特别容易吃不好、消化不好、吸收不好、大便不好、长得瘦小。脾胃盛则会食欲旺盛、排便频繁，但往往由于吃得过多，导致来不及消化，从而出现便秘、口气重等现象。
肺常不足	肺与大肠相表里，肺开窍于鼻，主皮毛。宝宝肺常不足。当外界温度变化剧烈，春秋冷热交替之际，或是夏天、冬天室内室外温差太大，宝宝就特别容易感冒、咳嗽，还可能引发鼻炎。鼻是肺的门户，人感冒着凉时，通常是鼻子最先有征兆。
肾常虚	肾常虚，是指宝宝脏腑虚弱，气血未充，肾中精气尚未旺盛，骨气未成。宝宝生长发育，以及骨骼、脑髓、发、耳、齿等的形成与功能均与肾有着密切关系。宝宝先天禀受之肾精又需依赖后天脾胃生化之气血不断充养，才能逐步充盛。

给宝宝推拿的注意事项

1 推拿地点应选择避风、避强光、安静的房间，室内要保持清洁卫生，温度适宜；保持空气流通，尽量减少闲杂人员走动。

2 要耐心仔细，认真操作，随时观察宝宝的反应；保持双手清洁，操作前洗手，不能佩戴戒指、手镯等影响推拿的饰物。经常修剪指甲，刚剪过的指甲，要用指甲锉锉平，保持指甲圆滑，以免伤到宝宝。天气寒冷时，保持双手温暖，避免宝宝因推拿者手凉而哭闹、拒绝推拿。

3 推拿的时间应根据宝宝年龄大小、病情轻重、体质强弱及手法的特性而定，一般不超过20分钟，也可以根据病情灵活掌握。通常每日推拿1次，高热等急性病每日推拿2次。

4 上肢部穴位，习惯只推一侧，无男女之分；其他部位的双侧穴位，两侧均可推拿。

5 治疗时应配合爽身粉等推拿介质，目的是润滑皮肤，防止擦破皮肤，提高推拿效果。

6 对于惊厥的宝宝，经治疗施术后，如症状仍不减轻，应注意让其侧卧位，保持呼吸道通畅，防止窒息，并及时送往医院，以免贻误病情。

7 宝宝过饥过饱，均不宜推拿，最佳推拿时间宜在饭后1小时进行。在宝宝哭闹时，应先安抚宝宝再进行推拿。推拿时应注意体位，以使宝宝舒适为宜，能消除宝宝恐惧感。推拿后注意保暖避风寒，忌食生冷。

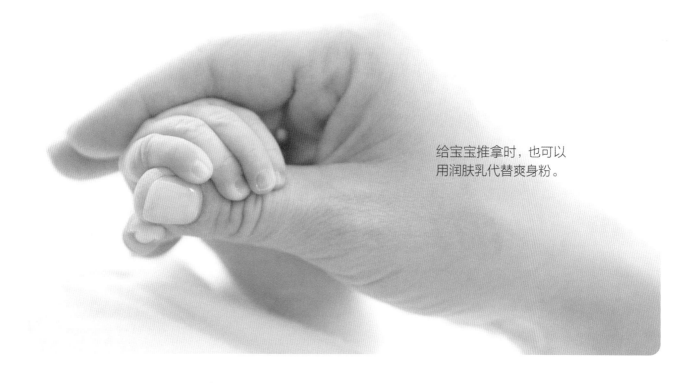

给宝宝推拿时，也可以用润肤乳代替爽身粉。

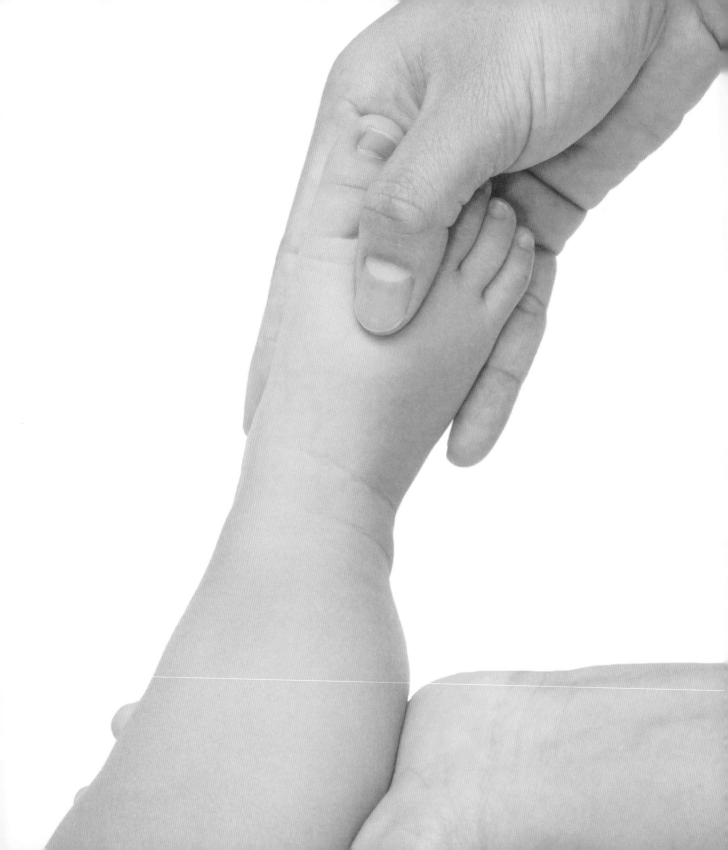

第二章

小儿推拿常用手法

单式手法

　　单式手法是最常用的基础手法。随着小儿推拿的发展，许多成人推拿手法也变化运用到小儿推拿中来，成为小儿推拿常用手法。

推法

　　用拇指或食、中二指指腹着力，附着在宝宝体表一定的穴位或部位上，做单方向的直线或环旋移动，称为推法。根据操作方向的不同，分为直推法、旋推法、分推法和合推法。

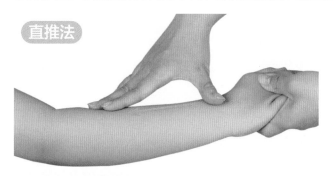

直推法

　　一手握住宝宝肢体，使被操作的部位或穴位向上；另一手拇指自然伸直，用指腹或桡侧缘着力，或食、中二指伸直，用指腹着力单方向直线推动。

旋推法

　　用拇指指腹着力于一定的穴位上，拇指主动运动，带动着力部分做顺时针方向的环旋移动。

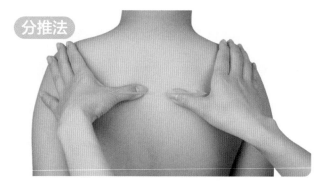

分推法

　　用双手拇指指腹或桡侧缘，或用双掌着力，稍用力附着在宝宝需要治疗的穴位或部位上，用腕部或前臂发力，带动着力部分自穴位或部位的中间向两旁做直线或弧线推动。

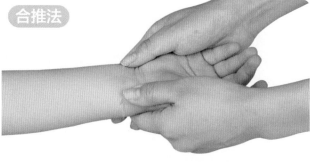

合推法

　　合推法是与分推法相对而言的。用双手拇指指腹或双掌着力，稍用力附着在宝宝需要治疗的穴位或部位的两旁，用腕部或前臂发力，带动着力部分自两旁向中间做相对方向的直线或弧线推动，本法又称"合法"或"和法"。

揉法

　　用手指指端或指腹、手掌大鱼际、掌根着力，吸定于一定的治疗部位或穴位上，做轻柔和缓的顺时针或逆时针方向的环旋运动，并带动该处的皮下组织一起揉动，称为揉法。揉法是小儿推拿的常用手法之一，根据着力部位的不同，分为指揉法、鱼际揉法和掌根揉法三种。

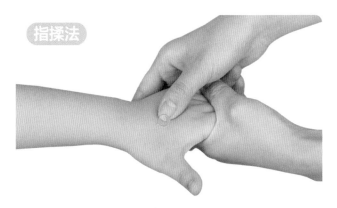

指揉法

　　用拇指或中指指腹或指端，或食、中、无名指指腹着力，吸定于治疗部位或穴位上，做轻柔和缓、小幅度的顺时针或逆时针方向的环旋揉动，使该处的皮下组织一起揉动。根据着力部位的不同，分为拇指揉法、中指揉法、食中两指揉法和食中无名三指揉法。

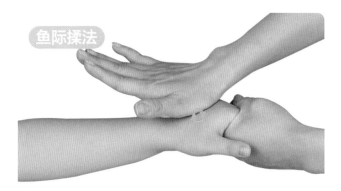

鱼际揉法

　　用大鱼际部着力于施术部位上，稍用力下压，腕部放松，前臂主动运动，通过腕关节带动着力部位在治疗部位上做轻柔和缓、小幅度的顺时针或逆时针方向的环旋揉动，使该处的皮下组织一起揉动。

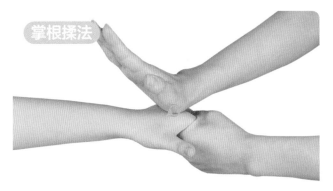

掌根揉法

　　用掌根部着力，吸定在治疗部位上，稍用力下压，腕部放松，以肘关节为支点，前臂做主动摆动，带动腕部及着力部位连同前臂做轻柔和缓、小幅度的顺时针或逆时针方向的环旋揉动，使该处的皮下组织一起揉动。

按法

　　用拇指或中指指端或指腹或掌面（掌根）着力，附着在一定的穴位或部位上，逐渐用力向下按压，按而留之或一压一放地持续进行，称为按法。根据着力部位不同分为指按法和掌按法。指按法分为拇指按法和中指按法。

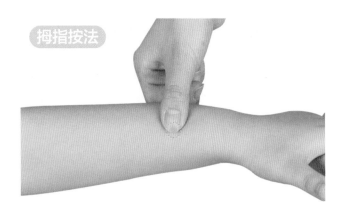

　　拇指伸直，其余四指握空拳，食指中节桡侧轻贴拇指指间关节掌侧，起支持作用，以协同助力。用拇指指腹或指端着力，吸定在治疗穴位上，垂直用力向下按压，持续一定的时间，按而留之，然后放松，再逐渐用力向下按压，如此一压一放反复操作。

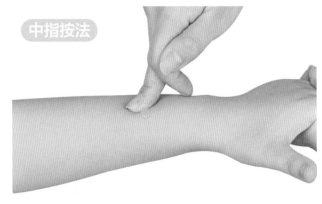

　　掌指关节略屈，稍悬腕，用中指指端或指腹着力，吸定在需要治疗的穴位上，垂直用力向下按压。余同拇指按法。

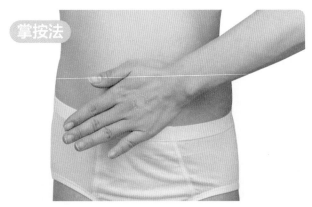

　　腕关节背伸，五指放松伸直，用掌面或掌根着力，附着在需要治疗的部位上，垂直用力向下按压，并持续一定的时间，按而留之。

摩法

用食、中、无名、小指的指腹或掌面着力，附着在宝宝体表一定的部位或穴位上，做环形而有节律的抚摩运动，不带动皮下组织，称为摩法，分为指摩法与掌摩法两种。

指摩法

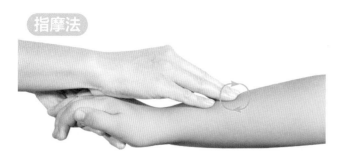

掌摩法

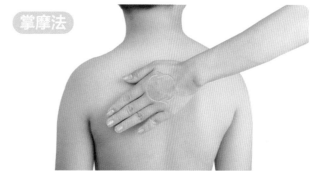

食、中、无名、小指四指并拢，指掌关节自然伸直，腕部微悬屈，用指腹着力，附着在宝宝体表一定的部位或穴位上，前臂主动运动，通过腕关节做顺时针或逆时针方向的环形摩动。

掌摩法指掌自然伸直，腕关节微背伸，用掌面着力，附着在宝宝体表一定部位上，腕关节放松，前臂主动运动，通过腕关节连同着力部位做顺时针或逆时针方向的环形摩动。

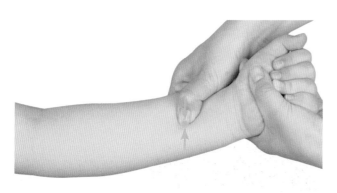

掐法

用拇指指甲切掐宝宝的穴位或部位，称为掐法，又称切法、爪法、指针法。

手握空拳，拇指伸直，指腹紧贴在食指中节桡侧缘，用拇指指甲着力，吸定在宝宝需要治疗的穴位或部位上，逐渐用力进行切掐。

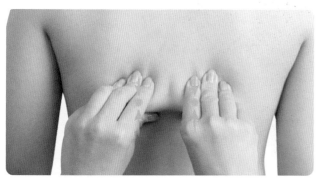

捏法

用单手或双手拇指与食、中二指，或拇指与四指指腹做对称性着力，夹住宝宝的肌肤或肢体，相对用力挤压并一紧一松逐渐移动，称为捏法。该法主要用于脊柱推拿，故又称捏脊法。

运法

　　用拇指指腹或食、中指二指指腹在宝宝体表做环形或弧形移动，称为运法。

　　一手托握住宝宝手臂，使被操作的部位或穴位平坦向上，另一手用拇指或食、中二指指腹着力，轻附着在治疗部位或穴位上，做由此穴向彼穴的弧形运动，或在穴周做周而复始的环形运动。

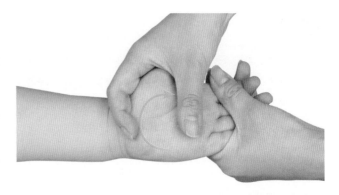

捣法

　　用中指指端，或食、中二指屈曲的指间关节着力，有节奏地叩击穴位的方法，称为捣法。实为"指击法"或"叩点法"。

　　宝宝取坐位，一手握持宝宝除拇指外的其余四指，使手掌向上，用另一手中指指端或食、中二指屈曲后的第一指间关节突起部着力，其他手指屈曲相握，以腕关节做主动屈伸运动来发力，带动着力部位做有节奏的叩击。

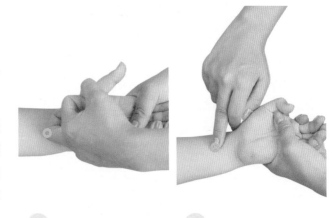

拿法

　　用单手或双手拇指与食、中二指相对夹捏住某一部位或穴位处的肌筋，逐渐用力内收，并做一紧一松的拿捏动作，称为拿法。

　　用单手或双手拇指与食、中二指指腹前 1/3 处相对着力，稍用力内收，夹住某一部位或穴位处的肌筋，并进行一紧一松轻重交替持续不断的提捏动作。

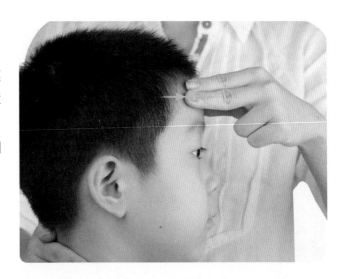

擦法

　　用手在宝宝体表做直线往返摩擦运动，称为擦法。此手法又可细分为掌擦法、大鱼际擦法（也称鱼际擦法）、小鱼际擦法（也称侧擦法）、指擦法等。

　　掌擦法多用于肩背、胸胁部；大鱼际擦法多用于四肢、肩胛骨上部；指擦法多用于头面、四肢穴位等。

　　用拇指或食、中、无名指掌面、大鱼际、小鱼际着力，附贴在宝宝体表一定的经络循行线路上或特定穴，或治疗部位的皮肤，稍用力下压，肩肘关节放松，以肩关节为支点，上臂前后摆动，肘关节做屈伸运动，带动前臂使着力部分在宝宝体表做上下或左右方向的直线往返摩擦运动，使之产生一定的热量。

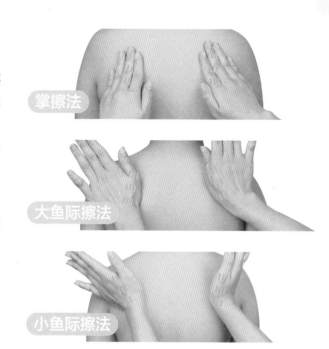

掌擦法

大鱼际擦法

小鱼际擦法

指擦法

搓法

　　用双手掌侧做对称性夹持或托抱住或平压住宝宝肢体的一定部位，交替或同时相对用力做方向相反的快速搓揉，并在原部位或同时做上下往返移动，称为搓法。此手法主要用于胁肋部、四肢、腰背部推拿的结束手法。

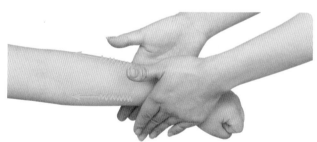

捻法

　　用拇、食二指指腹捏住一定部位，做相对用力往返捻动，称为捻法。宝宝取坐位，用拇指与食指指腹或拇指指腹与食指中节的桡侧缘相对着力，夹捏住宝宝需要治疗的部位，稍用力做对称性的往返快速捻动，并可做上下往返移动。

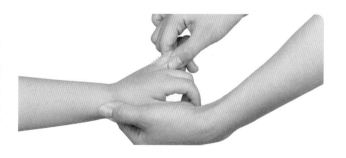

复式手法

复式手法是小儿推拿中的特定操作方法，它是用一种或几种手法在一个或几个穴位上按一定程序进行特殊的推拿操作方法。

黄蜂入洞

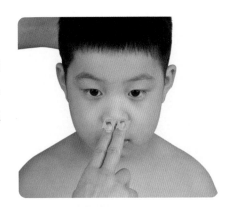

操作 一手轻扶宝宝头部，另一手用食、中二指指端着力，紧贴在宝宝两鼻孔下缘处，以腕关节为主动，带动着力部分做反复揉动。

功效 发汗解表，宣肺通窍。用于治疗外感风寒、发热无汗、急慢性鼻炎、鼻塞流涕、呼吸不畅等。

打马过天河

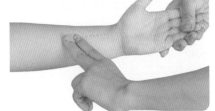

操作 先以运内劳宫法运之，然后一手捏住宝宝四指，将掌心向上，另一手用食、中二指或食、中、无名指从腕横纹循着天河向上拍打至肘横纹。

功效 清热通络，行气活血。用于治疗高热烦躁、手臂麻木等。

清天河水

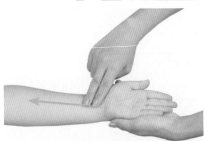

操作 一手握住宝宝四指，将掌心向上，另一手食、中二指指腹并拢，蘸水自腕部推至肘横纹处，称清天河水。如自内劳宫开始推至肘，称大清天河水。

功效 清热。用于治疗发热。

水底捞月

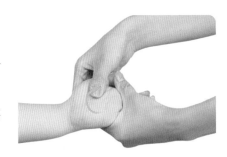

（操作）一手捏住宝宝四指，将掌面向上，用冷水滴入宝宝掌心，另一
手用拇指指腹着力，紧贴宝宝掌心并做旋推法。

（功效）清心，退热，泻火。用于治疗高热神昏、烦躁不安、便秘等实
热病症。

二龙戏珠

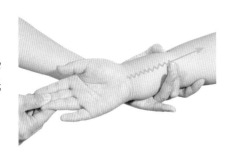

（操作）一手拿捏宝宝食、无名指指端，另一手按捏大横纹阴、阳两穴，
并由此边按捏边缓缓向上移动按捏至曲池，寒证重按阳穴，热
证重按阴穴。最后一手拿捏阴、阳两穴，一手拿捏宝宝食、无
名指的指端摇动。

（功效）调理阴阳，退热镇惊。用于治疗寒热不和、四肢抽搐。

按弦走搓摩

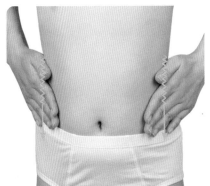

（操作）宝宝取坐位，将其两手交叉搭在对侧肩上。坐在宝宝身后，用
两手掌面着力，轻贴在宝宝两侧胁肋部，呈对称性搓摩，并自
上而下搓摩至肚角处。

（功效）理气化痰，健脾消食。用于治疗咳嗽气喘、腹痛、腹胀、饮食
积滞。

开璇玑

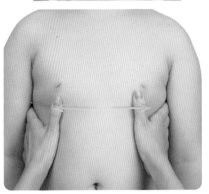

（操作）用两手拇指自璇玑开始，沿肋间隙自上而下向左右两旁分推
至肋，再从胸骨下端鸠尾向下直推至脐部，再由脐部向左右推
摩至腹部。

（功效）宣通气机，宣肺止咳化痰，消食化滞。用于治疗发热、气急、
痰喘、胸闷、呕吐、厌食、腹泻。

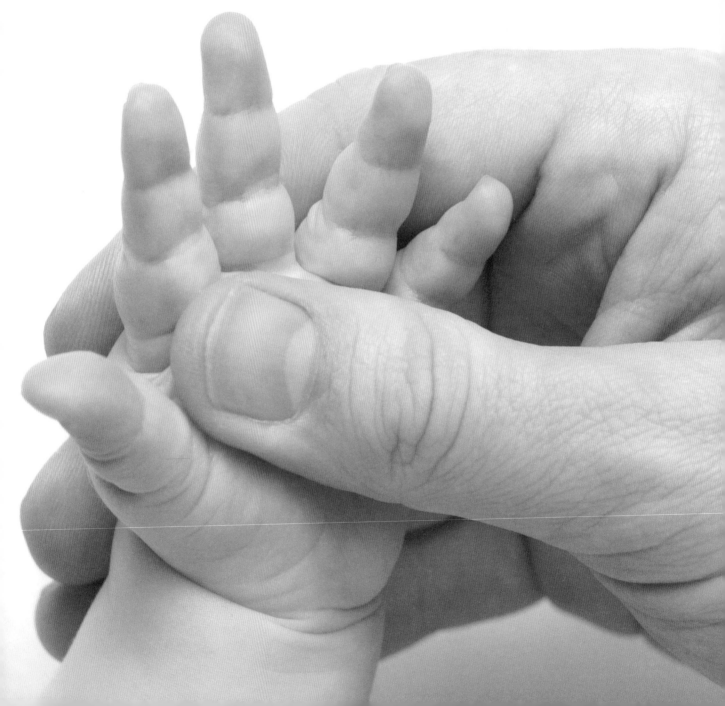

第三章

小儿推拿常用穴位

小儿取穴特点

　　小儿推拿穴位除包含有十四经穴、经外奇穴、阿是穴之外，还有相当部分穴位属于小儿推拿特有穴位。小儿推拿特有穴是历代医家在长期医疗实践中总结出的适合宝宝特点的一组穴位，它们不像十四经穴那样有线路相连成经络系统，而是大多数分布在头面和四肢（特别是双手）部，具有点、线和面的特点，多分布在两肘关节以下和头面部，并以两手居多。

　　有的穴位在应用方面和成人推拿有相同的地方，比如关元、太阳、人中、足三里等穴。也有与成人推拿截然不同的地方，比如成人的攒竹，小儿推拿称为天门；用拇指从两眉正中推向前发际，称为开天门。

　　成人推拿要求有力，而小儿推拿则要求柔和轻快。成人推拿多数是点状穴位，而小儿推拿大部分是点状推拿、面状抚摸和线状推揉相结合。

　　小儿推拿中宝宝的五根手指头分别与脾、肝、心、肺、肾密切相连，推拿五根手指头有调理五脏的效果。

手指与五脏	推拿功效
大拇指对应脾经	常给宝宝推大拇指，可以增进宝宝食欲
食指对应肝经	常给宝宝推食指，可以清泻体内多余的肝火
中指对应心经	按揉宝宝中指，有宁心安神、促进睡眠的作用
无名指对应肺经	轻揉无名指，可以培补肺气，使宝宝远离感冒、咳嗽
小指对应肾经	按捏宝宝小指，能够补肾强体，让宝宝身体结实

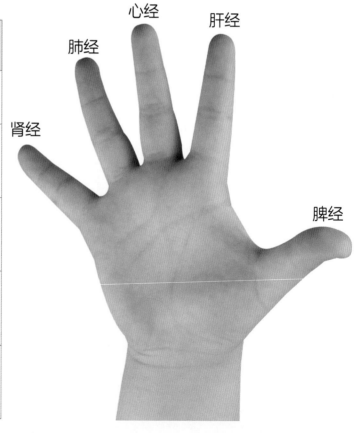

如何快速找到宝宝的穴位

穴位是腧穴的俗称，又称气穴，"腧"通"输"，有传输的意思。穴即空隙。

穴位推拿可以调和脏腑，疏通经络，平衡阴阳，促进气血畅通，从而保证身体健康。取穴的方法很多，以被推拿者的手指为标准来取穴的方法，称为"手指同身寸取穴法"。因个人手指的长度和宽度与其他部位成一定比例，所以可用被推拿者本人的手指来测量定穴。一般来说，手指同身寸取穴法是最常用和最简便的取穴方法。

小儿推拿常用取穴方法

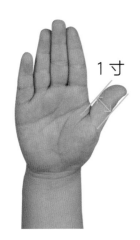

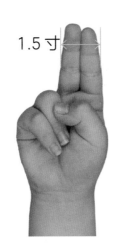

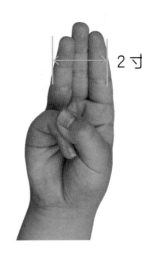

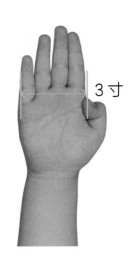

以宝宝的拇指指关节的横度作为 1 寸。

以宝宝的食指和中指并拢的横度作为 1.5 寸。

以宝宝的食指、中指和无名指并拢的横度作为 2 寸。

宝宝将食指、中指、无名指、小指并拢，以中指中节横纹处为准，四指横度作为 3 寸，又称"一夫法"。

头面颈项部穴位

　　小儿推拿里的头面部"四大手法"，即开天门、推坎宫、揉太阳、揉耳背高骨。正如歌诀所说："四穴解表兼定惊，外感夜啼有功劳。"有开启经络、激活诸穴之功，能够疏风解表、镇静安神。头面部穴位多用于缓解感冒、发热、鼻塞、耳鸣等，尤其对于近视的宝宝来说，如果能适时进行小儿推拿，就有可能防治小儿近视。

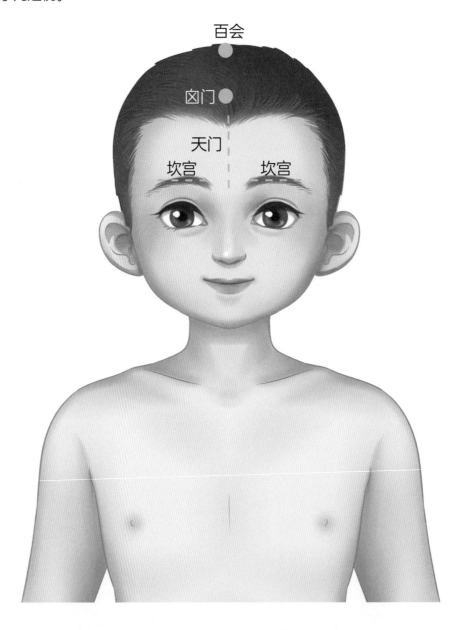

天门

定位 自两眉中间至前发际成一条直线，就在眉毛内侧边缘的凹陷处。

操作 用两拇指指腹自眉心起，交替向上直推至前发际，称开天门，亦称推攒竹。若自眉心推至囟门，则称大开天门。

主治 感冒发热、头痛、精神萎靡、惊风等。

功效 疏风解表，开窍醒脑，镇静安神。

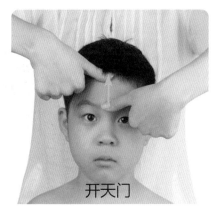

开天门

百会

定位 两耳尖直上，头顶正中。头顶前后正中线与两耳尖连线交叉点。

操作 用食、中二指指端按或揉，称揉百会。

主治 昏厥、眩晕、头痛、惊风、惊痫、烦躁、失眠、久泻、遗尿、脱肛等。

功效 安神镇惊，升阳举陷。

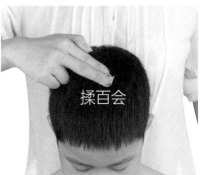

揉百会

坎宫

定位 自眉心起至眉梢成一横线。

操作 用两拇指自眉心向两侧眉梢做分推，称推坎宫，亦称"分头阴阳"。

主治 感冒发热、头痛、惊风、目赤痛等。

功效 疏风解表，醒脑明目，止头痛。

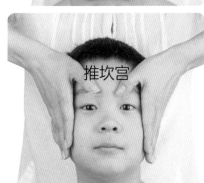

推坎宫

囟门

定位 前额发际正中直上2寸，百会前骨凹陷中。

操作 两拇指自前发际中点向该穴交替推（囟门未闭合时，仅推至边缘，或沿囟门两边缘推），称推囟门。

主治 夜啼、多动、头痛惊风、鼻塞等。

功效 镇惊安神，通窍。

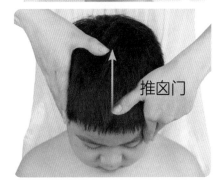

推囟门

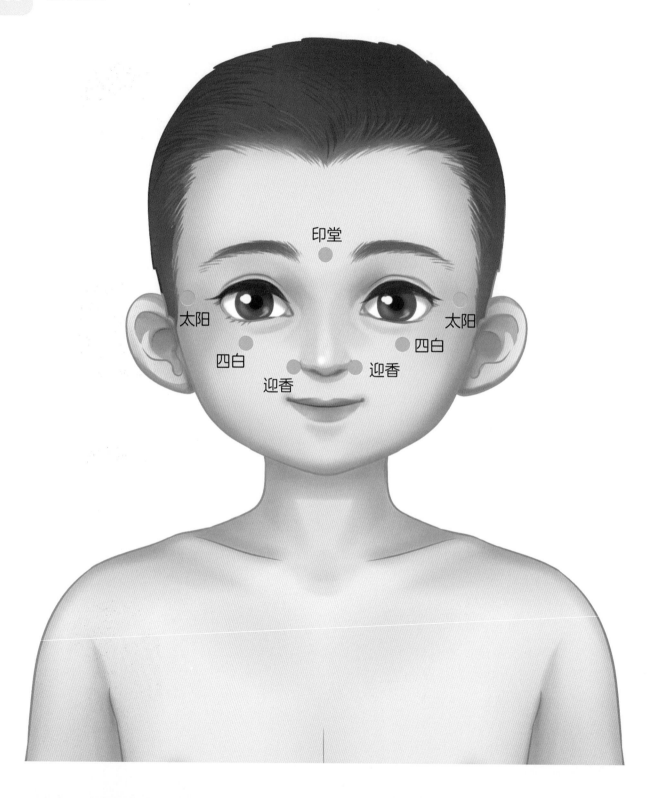

太阳

定位 在两眉梢后凹陷处。有"左为太阳，右为太阴"之说。

操作 两拇指桡侧自前向后直推，称推太阳。或用两中指指端揉之，称揉太阳或运太阳。

主治 外感发热、头痛、头晕等。

功效 疏风解表，清热，明目，止头痛。

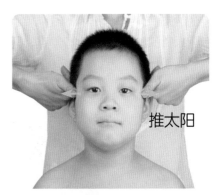
推太阳

印堂

定位 两眉内侧端连线中点处。

操作 用拇指指甲在眉心处掐之，称掐眉心。或用拇指指端揉之，称揉眉心。

主治 感冒、头痛等。

功效 祛风通窍，醒脑安神。

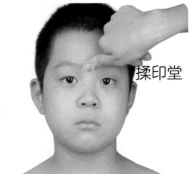
揉印堂

迎香

定位 鼻翼旁开 0.5 寸，鼻唇沟中。

操作 用食指和中指指端按揉，称揉迎香。

主治 感冒或慢性鼻炎等引起的鼻塞流涕、呼吸不畅等。

功效 宣肺气，通鼻窍。

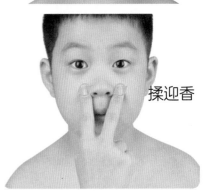
揉迎香

四白

定位 眼睛正视时，瞳孔直下、眼眶下眶凹陷中。

操作 用两拇指或中指指腹点按，称按四白。

主治 近视、弱视、斜视、干眼症、迎风流泪、畏光等。

功效 明目，润燥。

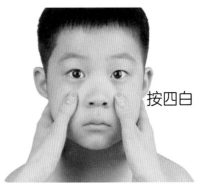
按四白

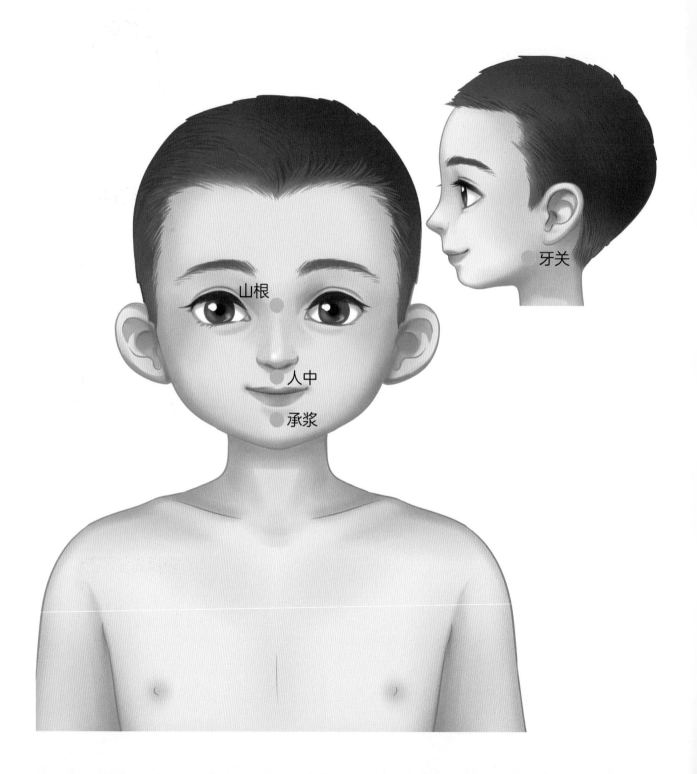

山根

定位　两眼内眦连线中点，鼻梁上低凹处。

操作　用拇指指甲掐之，称为掐山根。

主治　目赤肿痛、迎风流泪、鼻塞不通、惊风、昏迷、抽搐等。

功效　开窍醒神，明目通窍。

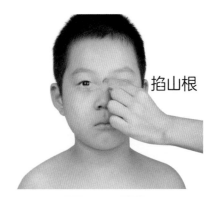

掐山根

人中

定位　鼻尖根部与上唇边缘连线的上 1/3 与下 2/3 的交界处。

操作　用拇指指甲掐，称掐人中。掐 3~5 次或醒后即止。

主治　惊风、昏厥、抽搐等。

功效　开窍，醒脑。

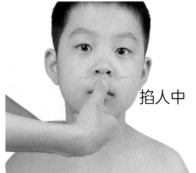

掐人中

承浆

定位　在下唇凹陷处。

操作　用拇指指甲掐之，或用拇指指腹做揉法，称掐承浆或揉承浆。

主治　惊风抽搐、牙疳面肿、口眼歪斜、暴哑不语、中暑、消渴等。

功效　安神镇惊，开窍还阳。

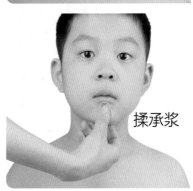

揉承浆

牙关

定位　耳垂下 1 寸，下颌骨凹陷中。

操作　用拇指按或中指揉，称按牙关或揉牙关。

主治　牙关紧闭、口眼歪斜、牙痛等。

功效　开窍，疏风，止痛。

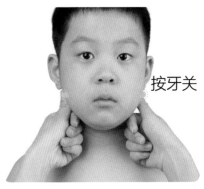

按牙关

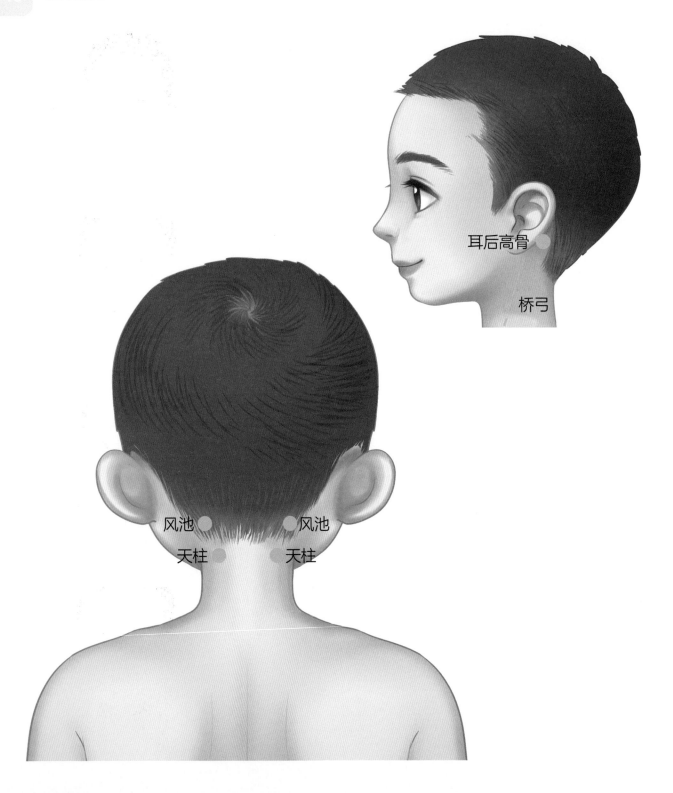

耳后高骨

桥弓

风池   风池

天柱   天柱

耳后高骨

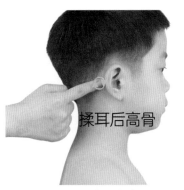
揉耳后高骨

定位 耳后入发际，乳突后缘下凹陷中，即两侧耳后入发际高骨下凹陷中。

操作 用拇指或食指指端揉之，称揉耳后高骨。用双手拇指分别推运，称推运耳后高骨。

主治 外感发热、头痛、神昏烦躁、惊风等。

功效 疏风清热，安神除烦。

天柱

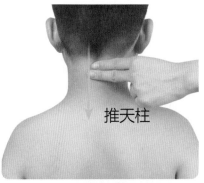
推天柱

定位 后发际正中旁开两指处。

操作 用拇指或食、中二指指腹自上向下直推，称推天柱。用汤匙边蘸水边自上向下刮，刮至皮下轻度瘀血即可，称刮天柱。

主治 外感发热、颈项强痛等。

功效 降逆止吐，祛风散寒。

桥弓

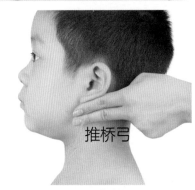
推桥弓

定位 在颈部两侧，耳后乳突沿胸锁乳突肌至缺盆成一直线。

操作 用食、中二指指腹在两侧胸锁乳突肌处自上向下推或揉之，称推桥弓或揉桥弓。

主治 小儿肌性斜颈等。

功效 活血化瘀，消肿。

风池

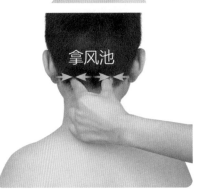
拿风池

定位 胸锁乳突肌与斜方肌之间，平后发际上 0.5 寸处的凹陷处。

操作 用拇指和食指同时拿捏两侧风池，称为拿风池。也可用擦法，用拇指指腹由上而下擦。

主治 感冒、头痛、发热、颈项强痛等。

功效 发汗解表，祛风散寒。

上肢部穴位

　　"小儿百脉，汇于两掌"，小儿的特有穴位中，将近 70% 分布于两掌。手掌可以看成是身体和脏腑的缩影，因此通过对手掌穴位的推拿，可以调节经络气血及五脏六腑的功能，增强体质，促进恢复。

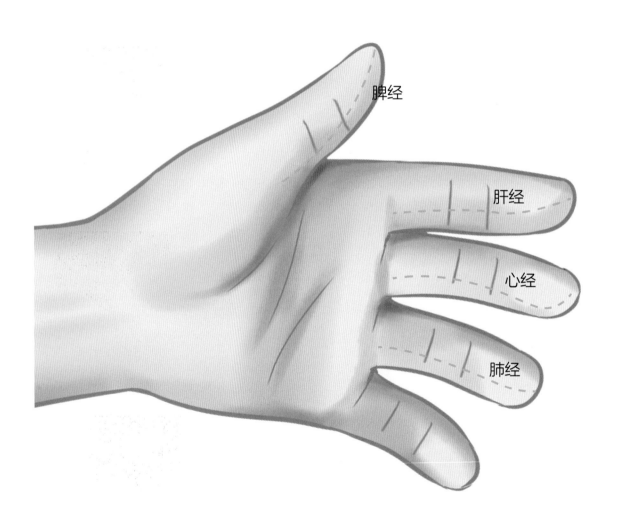

脾经

定位 拇指指腹或拇指桡侧缘，由指尖至指根成一直线。

操作 将宝宝拇指屈曲，循拇指桡侧边缘由指尖向掌根方向直推，或在拇指指腹做旋推法，称补脾经。反之，称清脾经。

主治 腹泻、便秘、食欲不振、消化不良等。

功效 补脾经能健脾胃、补气血。

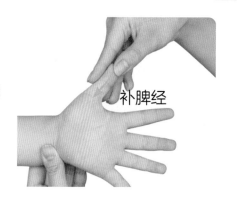

补脾经

肝经

定位 食指掌面，由指尖至指根成一直线。

操作 一手托住宝宝的手，手掌向上，另一手用拇指指腹顺时针旋转推动食指指腹为补肝经。由食指指腹推向指尖为清肝经。二者统称为推肝经。

主治 烦躁不安、惊风、五心烦热、目赤、口苦咽干等。

功效 清肝经能平肝泻火、熄风镇惊、解郁除烦。补肝经能养血柔肝。

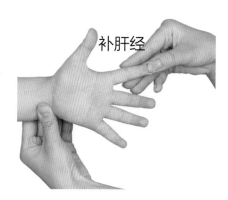

补肝经

心经

定位 中指掌面，由指尖至指根成一直线。

操作 一手托住宝宝的手，手掌向上，另一手用拇指由指根推向指尖，称为清心经。由指尖推向指根，称补心经。

主治 高热神昏、五心烦热、口舌生疮、小便赤涩、心血不足等。

功效 清心经可以清热、退心火。若气血不足可以补后加清。

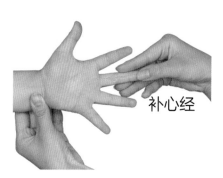

补心经

肺经

定位 无名指掌面，由指尖至指根成一直线。

操作 一手托住宝宝的手，手掌向上，另一手用拇指由指根推向指尖称为清肺经。由指尖推向指根，称为补肺经。

主治 感冒、发热、咳嗽、胸闷、气喘、虚汗、脱肛等。

功效 清肺经能宣肺清热、疏风解表、化痰止咳。

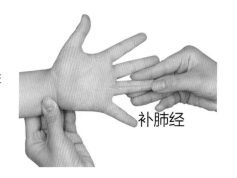

补肺经

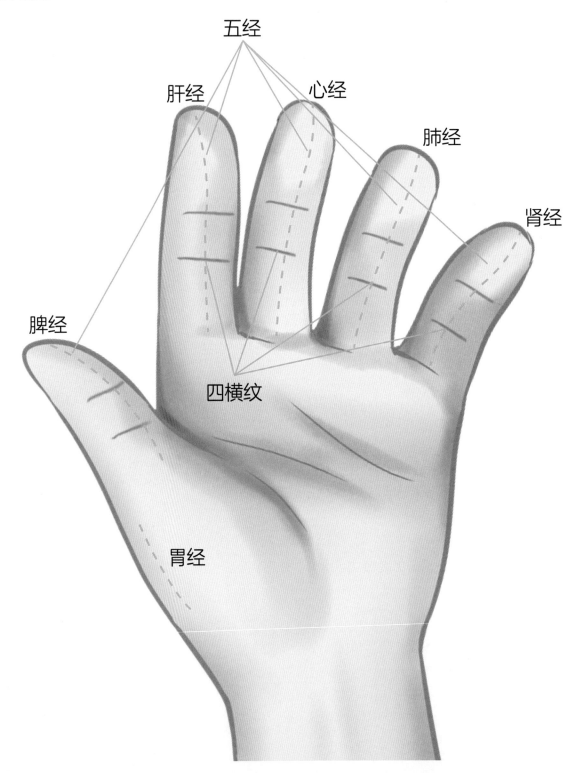

五经

肝经　　心经　　肺经　　肾经

脾经

四横纹

胃经

肾经

定位　小指掌面稍偏尺侧，由指尖至指根成一直线。

操作　一手托住宝宝的手，手掌向上，另一手用拇指指腹旋推，或沿整个小指掌面指根直推向指尖，称补肾经。反之，称清肾经。

主治　先天不足，久病体虚，肾虚腹泻、遗尿，小便淋沥刺痛等。

功效　补肾经能补肾益髓、温养下元。

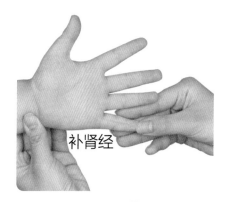

补肾经

五经

定位　五指指腹。拇、食、中、无名和小指依次为脾经（土）、肝经（木）、心经（火）、肺经（金）和肾经（水）。

操作　常用旋推法。一手固定宝宝手掌，另一手用食、中、无名三指固定相应经穴，拇指旋推，顺时针为补，逆时针为泻。

主治　调节相应脏腑功能。

功效　健脾，疏肝，宁心，润肺，温肾。

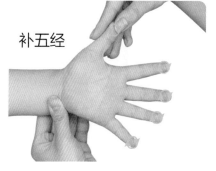

补五经

胃经

定位　掌面，拇指第一掌骨桡侧缘。

操作　一手托住宝宝的手，手掌向上，另一手用拇指或食指自掌根推至拇指根，称清胃经。自拇指根推至掌根，称补胃经。

主治　消化不良、腹胀、呕恶、便秘等。

功效　补胃经可健脾胃、助运化；清胃经可清热化湿、除烦止渴。

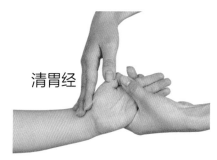

清胃经

四横纹

定位　掌面食、中、无名、小指近侧指间关节横纹处。

操作　宝宝四指并拢，一手握住宝宝的手，另一手用拇指指甲自食指横纹至小指横纹依次掐，称掐四横纹。

主治　腹胀、疳积、消化不良等。

功效　推四指横纹能调中行气、消胀；掐四指横纹能退热除烦、散结。

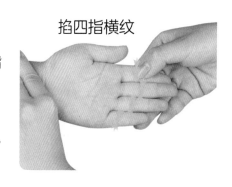

掐四指横纹

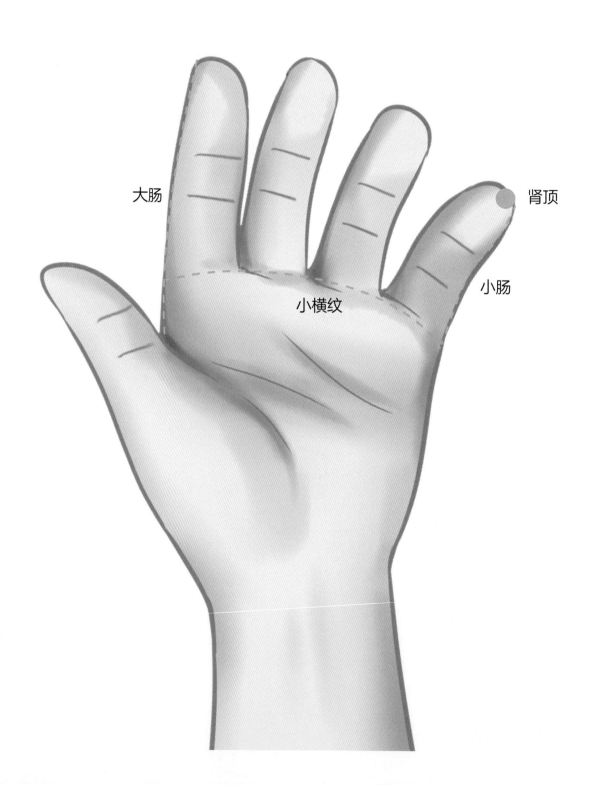

大肠

肾顶

小横纹

小肠

小横纹

定位 掌面食、中、无名、小指掌指关节横纹处。

操作 一手持宝宝手掌，另一手用拇指指甲自食指小横纹至小指横纹依次掐，称掐小横纹。用拇指桡侧从食指横纹处推向小指横纹处，称推小横纹。

主治 脾胃热结、口唇破烂、腹胀等。

功效 退热，消胀，散结。

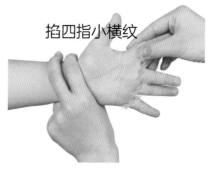
掐四指小横纹

大肠

定位 食指桡侧缘，自食指指端至虎口成一直线。

操作 一手托住宝宝的手，另一手用拇指外侧缘自指尖推向指根，称补大肠。自指根推向指尖，称清大肠。

主治 腹泻、脱肛、便秘等。

功效 补大肠能涩肠固脱、温中止泻；清大肠能清利肠腑、除湿热。

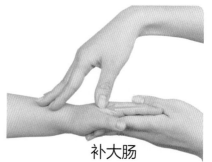
补大肠

小肠

定位 小指尺侧边缘，自指尖至指根成一直线。

操作 一手托住宝宝的手，手掌向上，用拇指由指尖直推向指根，称补小肠。由指根直推向指尖，称清小肠。

主治 尿频、遗尿、短赤不利、尿闭、水泻等。

功效 补小肠温补下焦；清小肠清利下焦湿热。

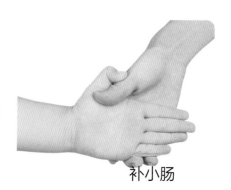
补小肠

肾顶

定位 小指顶端。

操作 一手托住宝宝的手，手掌向上，另一手用拇指指端按揉小指顶端，称揉肾顶。

主治 自汗、盗汗等。

功效 收敛元气，固表止汗。

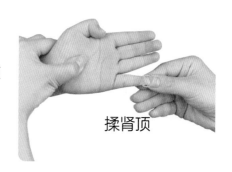
揉肾顶

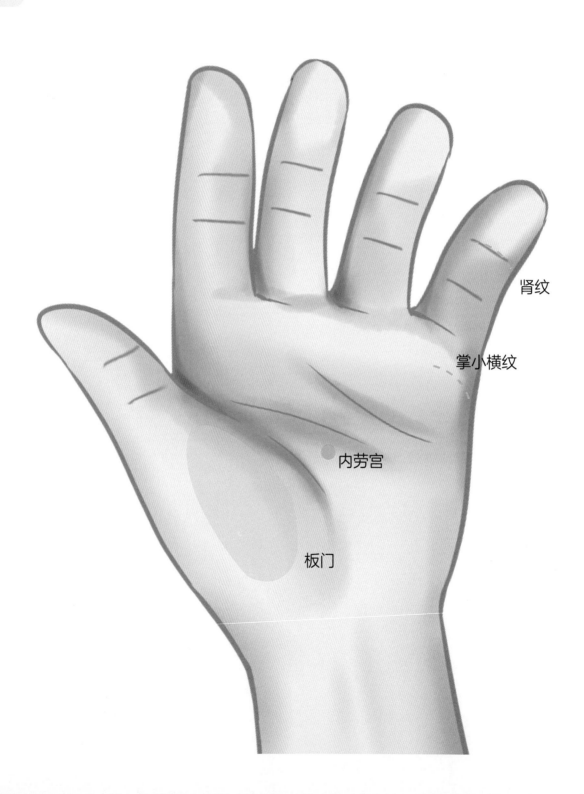

肾纹

掌小横纹

内劳宫

板门

肾纹

定位 手掌面，小指远侧指间关节横纹处。

操作 一手托住宝宝的手，手掌向上，另一手用拇指或中指指腹揉之，称揉肾纹。

主治 目赤、内热外寒、高热手足凉等。

功效 祛风明目，散瘀热。

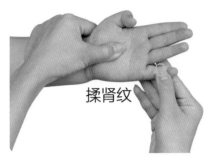

揉肾纹

掌小横纹

定位 掌面小指根下，尺侧掌纹头。

操作 一手持宝宝手掌，另一手用中指或拇指指端按揉，称揉掌小横纹。

主治 喘咳、口舌生疮等。

功效 清热散结，宽胸宣肺，化痰止咳。

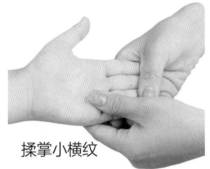

揉掌小横纹

板门

定位 手掌大鱼际平面。

操作 一手托住宝宝的手，手掌向上，用拇指指端按揉，称揉板门或者运板门。用推法自指根推向腕横纹，或从板门推向横纹处，称推板门。

主治 食积、腹胀、食欲不振、呕吐、腹泻、嗳气等。

功效 揉板门能健脾和胃。从板门推向腕横纹能止泻；从腕横纹推向板门能止吐。

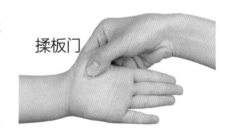

揉板门

内劳宫

定位 掌心中，屈指时中指指端与无名指指端的中点。

操作 一手握住宝宝的手，另一手用拇指或中指指端揉，称揉内劳宫。用拇指指腹自小指根运推，经掌小横纹、小天心至内劳宫止，称运内劳宫。

主治 口舌生疮、发热、烦渴等。

功效 揉内劳宫清热除烦；运内劳宫清心、肾两经虚热。

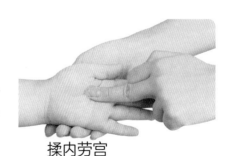

揉内劳宫

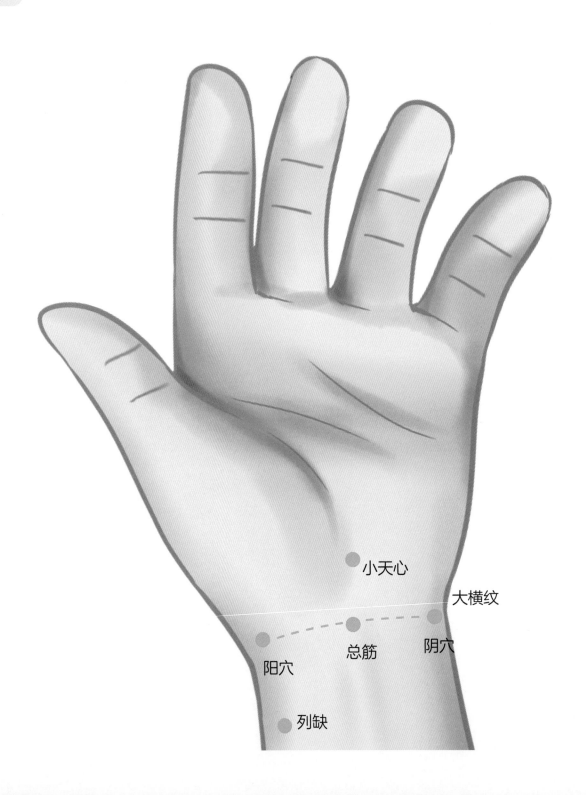

小天心

大横纹

阳穴

总筋

阴穴

列缺

小天心

定位 大、小鱼际交接处凹陷中。

操作 一手持宝宝四指，掌心向上，另一手用拇指或中指指端揉之，称揉小天心。用拇指掐之，称掐小天心。用中指指尖捣，称捣小天心。

主治 惊风、抽搐、烦躁不安、夜啼、小便赤涩、目赤痛、疹痘欲出等。

功效 揉小天心能清热、利尿、明目；掐、捣小天心能镇惊安神。

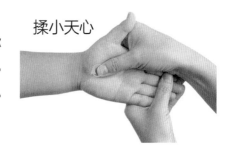

揉小天心

大横纹

定位 掌侧腕横纹。桡侧纹头尽端称阳穴，尺侧纹头尽端称阴穴。

操作 用两手相对握住宝宝手腕部，两拇指置宝宝掌后横纹中央，由总筋向两旁分推，称分推大横纹，又称为分推阴阳。自两旁（阳穴、阴穴）向中央（总筋）合推，称合阴阳。

主治 寒热往来、腹胀、腹泻、呕吐、食积、烦躁不安等。

功效 平衡阴阳，调和气血，行滞食消，行痰散结。

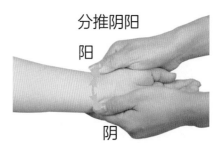

分推阴阳
阳
阴

总筋

定位 掌后腕横纹中点。

操作 一手持宝宝四指，另一手用拇指指端按揉，称揉总筋。用拇指指甲掐，称掐总筋。

主治 惊风抽搐、口舌生疮、夜啼、潮热等。

功效 揉总筋能清心经热、通调周身气机；治疗惊风抽搐多用掐法。

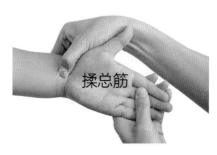

揉总筋

列缺

定位 前臂桡侧，桡骨茎突上方，腕横纹上 1.5 寸。

操作 一手持宝宝手部，掌背向上，用食指指甲掐之，称掐列缺。

主治 咳嗽、气喘、鼻塞、外感、惊风等。

功效 宣肺散邪，醒脑开窍。

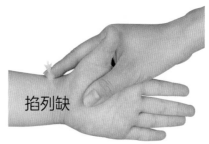

掐列缺

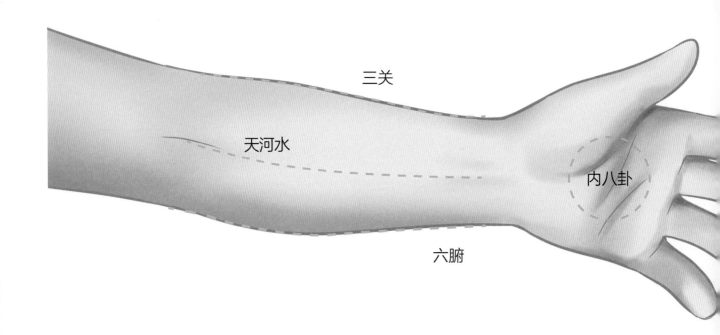

三关

天河水

内八卦

六腑

三关

定位 在前臂桡侧缘，自腕横纹至肘横纹成一直线。

操作 用一手握住宝宝手部，另一手用拇指桡侧缘或食、中二指指腹自腕横纹推至肘横纹，称推三关。

主治 一切虚寒证、营养不良性贫血、痘疹欲出不透、手足凉等。

功效 补虚扶弱，助气和血，培补元气，温阳散寒，熏蒸取汗。

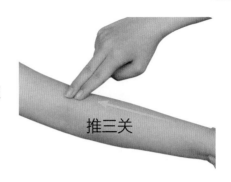
推三关

天河水

定位 前臂正中内侧，腕横纹至肘横纹成一直线。

操作 一手拇指按于内劳宫，另一手用拇指或食、中二指从腕横纹推至肘横纹，称清天河水。从内劳宫推至肘横纹，称大推天河水。

主治 外感风寒所致感冒发热、头痛、恶风等。

功效 清热，泻火，除烦。

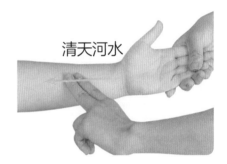
清天河水

内八卦

定位 手掌面，以掌心为圆心，从圆心至中指指根横纹约 2/3 处为半径作圆，八卦穴即在此圆上。

操作 以掌心为圆心，从圆心至中指指根横纹约 2/3 处为半径作圆，用运法，顺时针方向掐运，称运内八卦或运八卦。以逆时针的方向推运，称为逆运八卦。

主治 咳嗽痰喘、胸闷纳呆、腹胀呕吐等。

功效 顺运八卦能宽胸理气、止咳化痰、行滞消食；逆运八卦可降胃气。

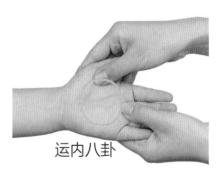
运内八卦

六腑

定位 前臂尺侧缘，自肘横纹至腕横纹成一直线。

操作 一手握住宝宝桡侧腕关节，另一手用拇指或食、中二指指腹在前臂尺侧，由肘横纹起推至腕横纹，称退六腑。

主治 高热不退、惊厥、烦躁、口疮等。

功效 清热凉血，解毒。

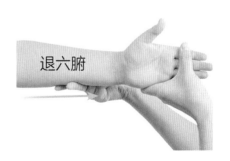
退六腑

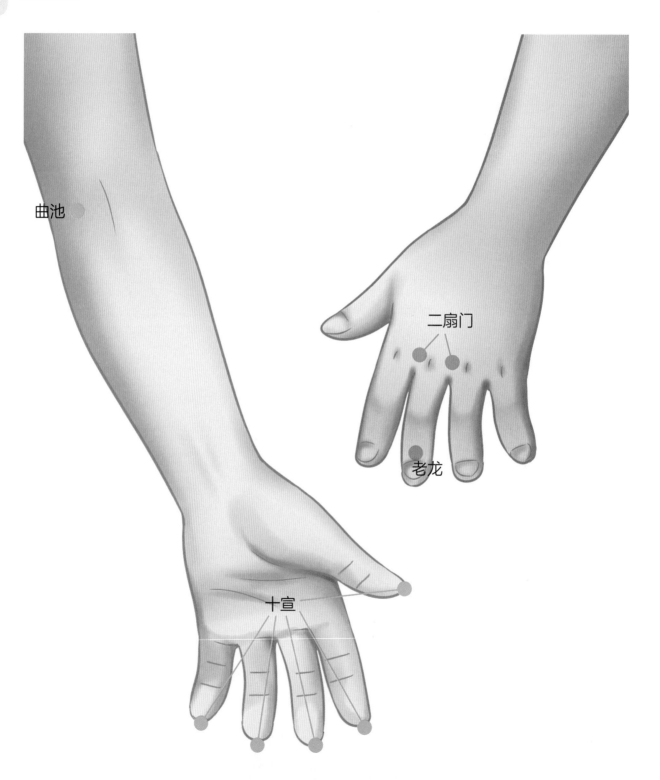

曲池

二扇门

老龙

十宣

曲池

定位 屈肘成直角，肘横纹外侧端与肱骨外上髁连线中点。

操作 宝宝曲肘，一手托住其腕部，另一手握住宝宝的肘部，用拇指指甲掐之，继以揉之，称掐揉曲池。

主治 风热感冒、咽喉肿痛、咳嗽、腹痛、呕吐等。

功效 解表退热，利咽。

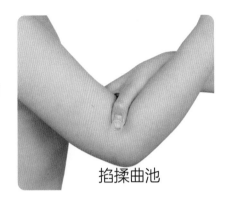

掐揉曲池

十宣

定位 十指指尖指甲内赤白肉际处。

操作 一手握住宝宝手部，使其手掌向上，另一手用拇指指甲掐十宣穴，逐指掐之，称掐十宣。

主治 高热昏厥。

功效 清热，醒神，开窍。

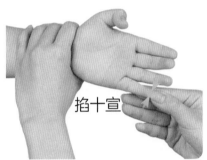

掐十宣

老龙

定位 中指指甲后 0.1 寸。

操作 一手握住宝宝手部，另一手用拇指指甲掐之，掐 3~5 次，称掐老龙。

主治 急惊风、虚脱气闭、昏迷不醒、高热、抽搐等。

功效 醒神开窍。

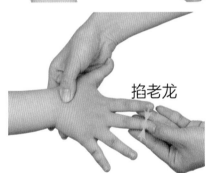

掐老龙

二扇门

定位 掌背中指指根本节两侧凹陷处。

操作 一手持宝宝的手，另一手用食、中二指指端揉之，称揉二扇门。用两拇指指甲掐之，继而揉之，称掐揉二扇门。

主治 惊风、昏厥、身热无汗、风寒外感、高热无汗等。

功效 发汗透表，温中散寒。

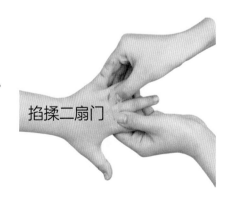

掐揉二扇门

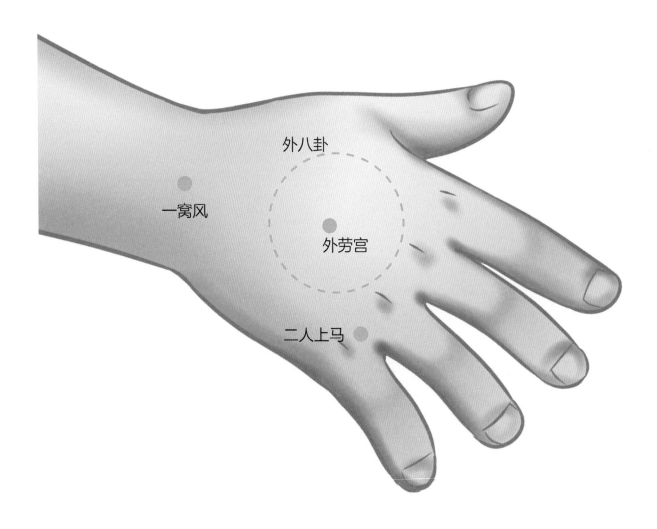

外八卦

一窝风

外劳宫

二人上马

二人上马

定位 手背部无名指与小指掌指关节后陷中。

操作 一手握持宝宝手部，手心向下，另一手用拇指指甲掐之，称掐二人上马。用拇指指端揉之，称揉二人上马。

主治 小便短赤、体虚发热、消化不良、腹痛、颈肿咽痛等。

功效 滋阴补肾，顺气散结，利水通淋。

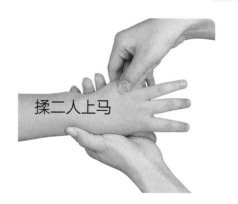

揉二人上马

外劳宫

定位 掌背中，与内劳宫穴相对处。

操作 一手持宝宝四指，掌背向上，另一手用中指指端揉之，称揉外劳宫。以拇指指甲掐之，称掐外劳宫。

主治 风寒感冒、腹痛腹泻、脱肛、遗尿等。

功效 温阳散寒，升阳举陷，发汗解表。

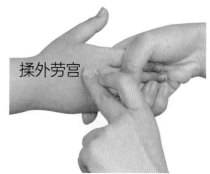

揉外劳宫

外八卦

定位 手背外劳宫周围，与内八卦相对处。

操作 一手持宝宝四指，掌背向上，另一手用拇指做顺时针方向运，称运外八卦。

主治 胸闷、腹胀、便秘等。

功效 宽胸理气，通滞散结。

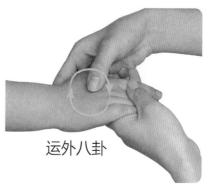

运外八卦

一窝风

定位 手背腕横纹的正中凹陷处。

操作 一手握持宝宝手部，另一手用拇指或中指指端按揉，称揉一窝风。

主治 伤风感冒、腹痛、痹痛、急慢惊风等。

功效 发散风寒，宣通表里，温中行气，利关节。

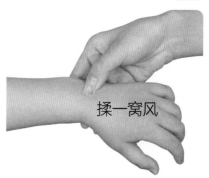

揉一窝风

胸腹部穴位

　　小儿推拿胸腹部穴位以经穴和面状特定穴为主，胸腹部按摩不仅对局部有日常保健和辅助治疗作用，对全身多个组织器官都有辅助治疗作用。

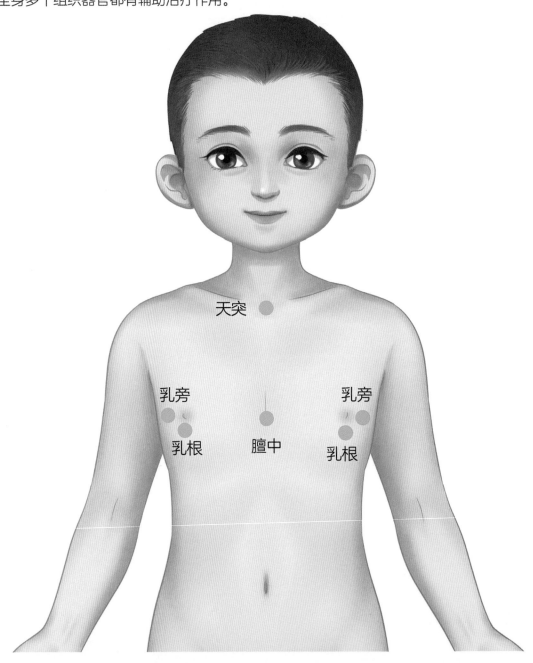

天突

（定 位）胸骨上窝正中，正坐仰头取穴。

（操 作）一手扶宝宝头侧部，另一手用食、中二指指端按或揉，称按天突或揉天突。用食指或中指指端微屈向下用力点，称点天突。用两手拇、食指相对捏挤天突，称捏挤天突。

（主 治）咳喘胸闷、恶心呕吐、咽痛等。

（功 效）理气化痰，降逆平喘，止呕。

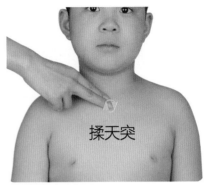
揉天突

膻中

（定 位）两乳头连线之中点。

（操 作）宝宝仰卧，用中指指端按揉，称揉膻中。用两拇指指端自穴中向外分推至乳头，称为分推膻中。用食、中二指自胸骨切迹向下推至剑突，称推膻中。

（主 治）胸闷、咳喘、吐逆、心悸等。

（功 效）宽胸理气，止咳化痰。

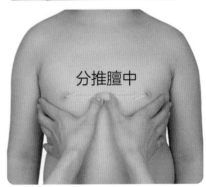
分推膻中

乳根

（定 位）乳头直下 0.2 寸，平行第五肋间隙。

（操 作）用两手四指扶宝宝两胁，用两拇指揉之，称揉乳根。

（主 治）咳嗽、胸闷、痰鸣等。

（功 效）宣肺理气，止咳化痰。

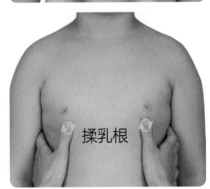
揉乳根

乳旁

（定 位）乳头外旁开 0.2 寸。

（操 作）用两手四指扶宝宝两胁，用两拇指揉之，称揉乳旁。

（主 治）咳嗽、胸闷、痰鸣、呕吐等。

（功 效）宽胸理气，止咳化痰。

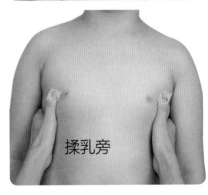
揉乳旁

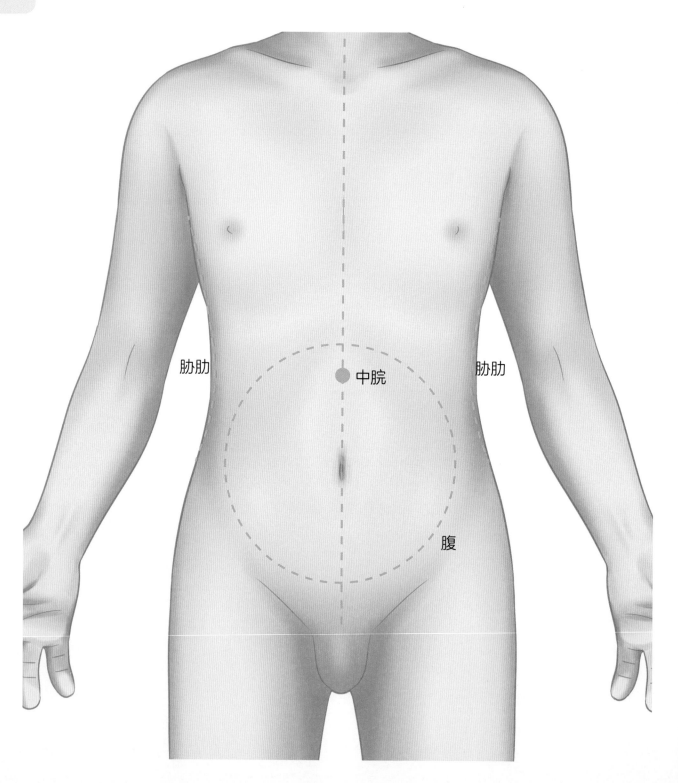

胁肋

中脘

胁肋

腹

胁肋

定 位 从腋下两胁至天枢水平处。

操 作 用两手掌从宝宝两胁腋下向下搓摩至天枢水平处,称搓摩胁肋,又称按弦搓摩。

主 治 胸闷、腹胀、气端、胁痛、疳积等。

功 效 顺气化痰,除胸闷,消积滞。

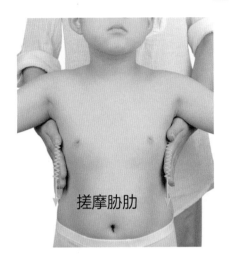

搓摩胁肋

中脘

定 位 前正中线,脐上 4 寸(胸骨下端至脐连线之中点)。

操 作 用拇指指端或掌根按揉,称揉中脘。用掌心或四指摩,称摩中脘。用食、中二指指端自中脘向上直推至喉下或自喉下推至中脘,称推中脘,又称推胃脘。

主 治 泄泻、呕吐、腹痛、腹胀、食欲不振等。

功 效 健脾和胃,消食和中。

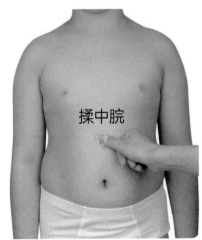

揉中脘

腹

定 位 腹部。

操 作 宝宝仰卧,用两拇指指端沿肋弓角边缘或自中脘至脐,向两旁分推,称分推腹阴阳。用掌面或者四指摩腹,称摩腹。逆时针摩为补,顺时针摩为泻。

主 治 腹胀、腹痛、疳积、呕吐、便秘等。

功 效 消食,理气,降气。

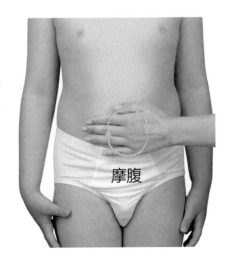

摩腹

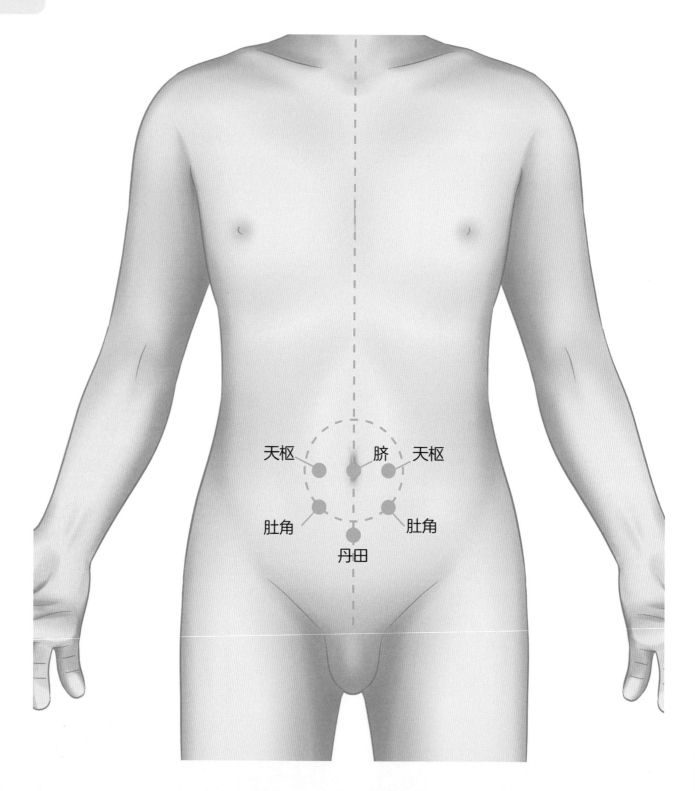

天枢　脐　天枢

肚角　肚角

丹田

脐

定位 肚脐中。

操作 宝宝仰卧，用中指指端或掌根揉，用拇指和食、中二指抓肚脐抖揉，称为揉脐。用掌或拇指摩肚脐，称摩脐。

主治 腹胀、腹痛、泻泄、便秘、疳积等。

功效 温阳散寒，补益气血，健脾和胃，消食。

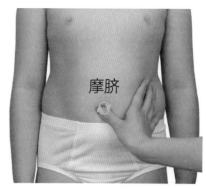
摩脐

天枢

定位 脐旁 2 寸。

操作 宝宝仰卧，用拇指指端揉，称揉天枢。

主治 腹胀、腹痛、腹泻、便秘等。

功效 理气消滞，调理大肠。

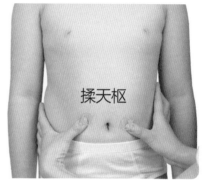
揉天枢

丹田

定位 小腹部，脐下 2~3 寸。

操作 宝宝仰卧，用掌摩之，称摩丹田。用拇指或中指指端揉之，称揉丹田。

主治 腹泻、遗尿、脱肛、尿潴留等。

功效 温肾固本，温补下元。

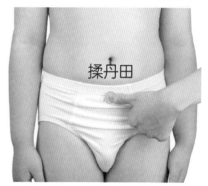
揉丹田

肚角

定位 脐下 2 寸，石门旁开 2 寸大筋处。

操作 宝宝仰卧，用拇、食、中三指深拿，称拿肚角。用拇指指端按之，称按肚角。

主治 腹痛、腹泻、便秘等。

功效 健脾和胃，理气消滞。

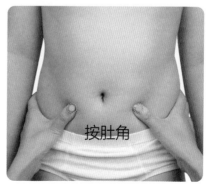
按肚角

背腰骶部穴位

　　小儿推拿背腰骶部穴位以经穴和线状特定穴为主。人体背部分布有许多穴位经络，经常给宝宝推拿背部，对于调整脏腑功能、疏通经络、调理保健是很有帮助的。

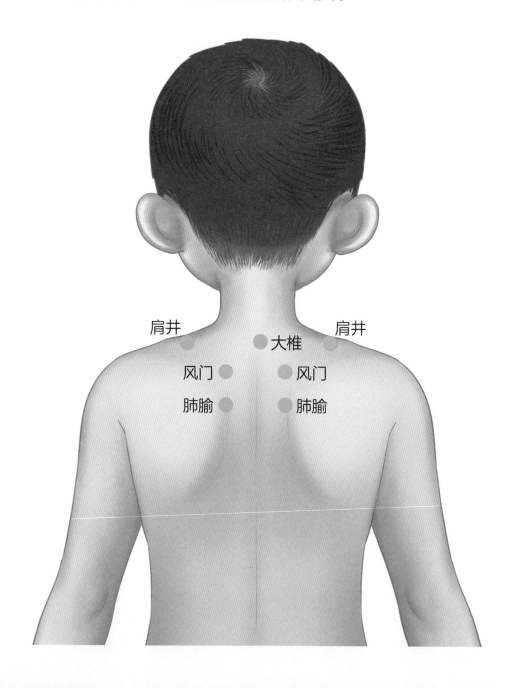

肩井

定位 大椎与肩峰连线之中点,肩部筋肉处。

操作 用两手拇指与食、中二指对称用力提拿,称拿肩井。用拇指或中指指端着力按压,称按肩井。

主治 感冒、发热、上肢抬举不利等。

功效 宣通气血,发汗解表。

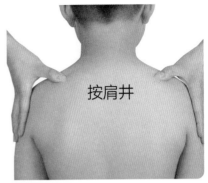
按肩井

大椎

定位 在后正中线,第七颈椎与第一胸椎棘突之间凹陷处。

操作 用食、中二指指端按压,称按大椎。用食、中二指指端或指腹或掌根着力揉动,称揉大椎。用两手拇指与食指对称着力,用力将大椎周围的皮肤捏起,进行捏挤,称捏挤大椎。

主治 发热、咳嗽、项强等。

功效 清热解表,通经活络。

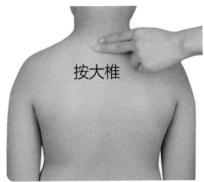
按大椎

风门

定位 第二胸椎棘突下,旁开 1.5 寸。

操作 用拇指指端或指腹,或食、中二指指腹做按法或揉法,称按风门或揉风门。

主治 感冒、咳嗽、发热、头痛、项强、胸背痛等。

功效 解表通络,止咳平喘。

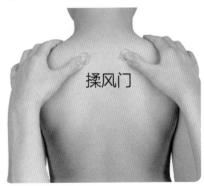
揉风门

肺腧

定位 第三胸椎棘突下,旁开 1.5 寸。

操作 用两手拇指或一手食、中二指揉之,称揉肺腧。用两手拇指指腹着力,同时从两侧肩胛骨内上缘从上向下推动,称推肺腧或分推肩胛骨。

主治 咳嗽、胸痛、胸闷等。

功效 益气补肺,止咳化痰。

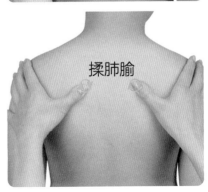
揉肺腧

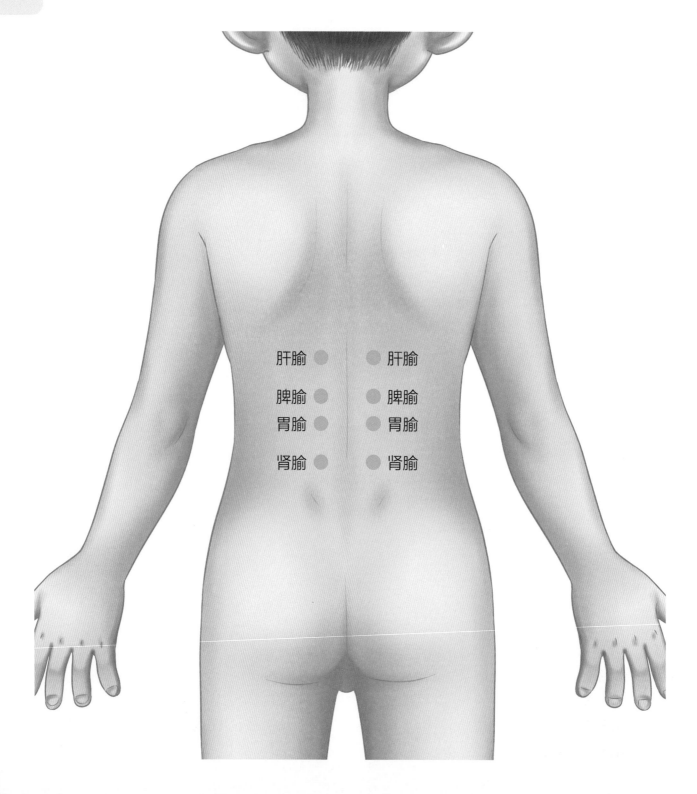

肝腧　●　　　●　肝腧

脾腧　●　　　●　脾腧
胃腧　●　　　●　胃腧

肾腧　●　　　●　肾腧

肝腧

定位 第九胸椎棘突下旁开 1.5 寸。

操作 用两手拇指或用食、中二指揉两侧肝腧，称揉肝腧。

主治 黄疸、目疾、脊背痛等。

功效 疏肝，平肝熄风，明目潜阳。

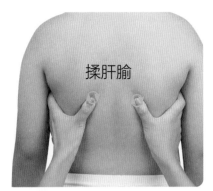

揉肝腧

脾腧

定位 第 11 胸椎棘突下，旁开 1.5 寸。

操作 用拇指指腹着力，在一侧或两侧脾腧上按或揉，称按脾腧或揉脾腧。

主治 脾胃虚弱、乳食内伤、消化不良等。

功效 健脾和胃，消食祛湿。

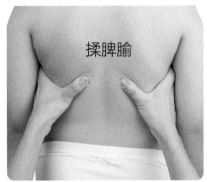

揉脾腧

胃腧

定位 第 12 胸椎棘突下，旁开 1.5 寸。

操作 用两手拇指指腹着力，在一侧或两侧胃腧上按或揉，称按胃腧或揉胃腧。

主治 脾胃虚弱、脘腹胀痛等。

功效 外散胃腑之热。

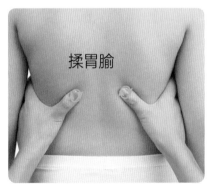

揉胃腧

肾腧

定位 第二腰椎棘突下，旁开 1.5 寸。

操作 用两手拇指指腹着力揉动，称揉肾腧。

主治 腹泻、遗尿、下肢痿软乏力等。

功效 滋阴壮阳，补肾益元。

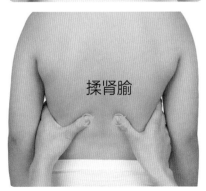

揉肾腧

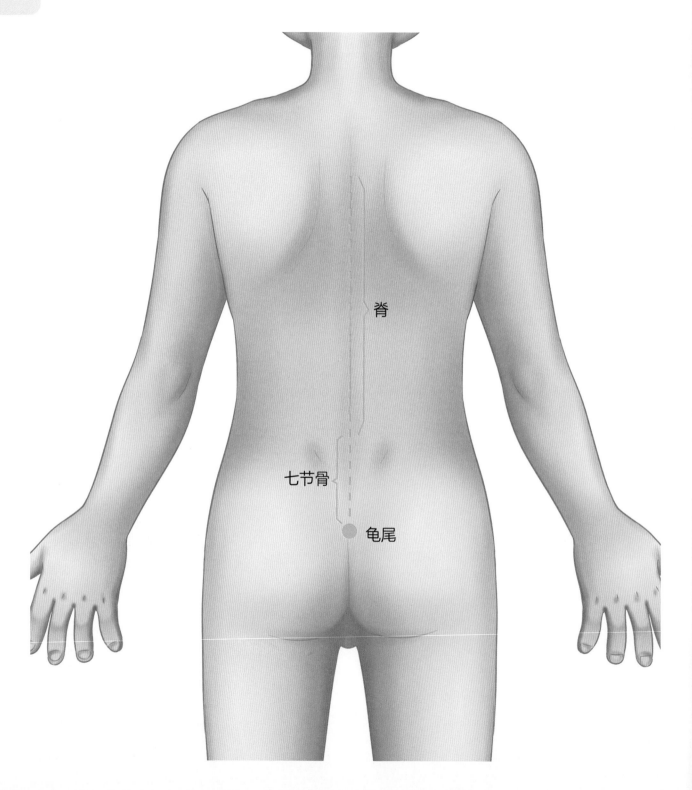

脊

七节骨

龟尾

七节骨

定位 第四腰椎至尾椎骨端成一直线。

操作 用拇指桡侧面或食、中二指指腹着力，自下向上做直推法，称推上七节骨。若自上向下做直推法，称推下七节骨。

主治 泄泻、便秘、遗尿等。

功效 温阳止泻，泻热通便。

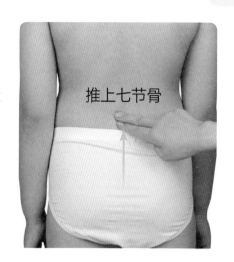

推上七节骨

龟尾

定位 在尾椎骨端。

操作 用拇指或食、中二指指端揉动，称揉龟尾。用拇指指甲掐之，称掐龟尾。

主治 泄泻、便秘、脱肛、遗尿等。

功效 通调督脉，调理大肠。

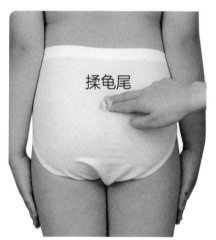

揉龟尾

脊

定位 后正中线上，自第一胸椎至尾椎端成一直线。

操作 用食、中二指指腹着力，自上而下在脊柱上做直推法，称推脊。用拇指与食、中二指呈对称着力，自龟尾开始，双手一紧一松交替向上挤捏推至第一胸椎处，称捏脊。以拇指指腹着力，自第一胸椎向下依次按揉脊柱至尾椎端，称按脊。

主治 发热、惊风、夜啼、腹泻、呕吐、便秘等。

功效 调阴阳，和脏腑，理气血，通经络。

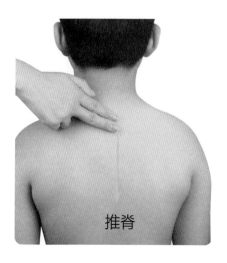

推脊

下肢部穴位

小儿推拿下肢部穴位以经穴为主。腿部的保健推拿主要是按揉足三里，它是一个很有效的滋补穴，可以帮助宝宝调中理气、疏通经络。

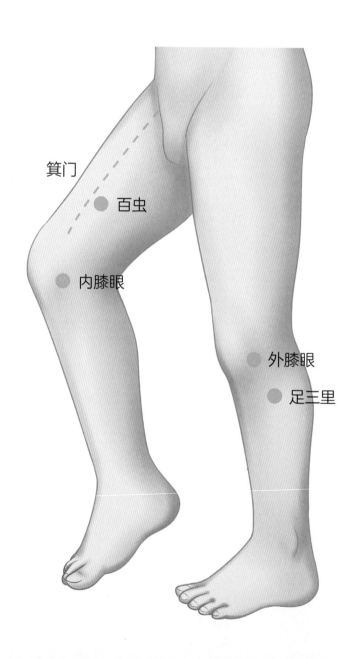

箕门

百虫

内膝眼

外膝眼

足三里

箕门

定位 大腿内侧，膝盖上缘至腹股沟成一直线。

操作 用食、中二指指腹着力，自膝盖内侧上缘推至腹股沟，称推足膀胱或推箕门。以拇指与食、中二指相对着力，提拿，称拿足膀胱或拿箕门。

主治 小便短赤、尿闭、水泻等。

功效 利尿，清热。

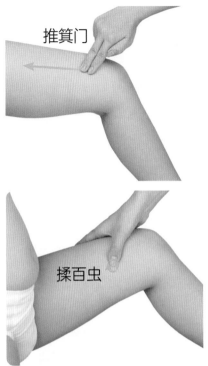

推箕门

百虫

定位 膝上内侧肌肉丰厚处，髌骨内上缘 2.5 寸处。

操作 用拇指指端或指腹前 1/3 处着力，按揉，称按揉百虫。用拇指与食、中二指指端着力，提拿，称拿百虫。

主治 四肢抽搐等。

功效 通经活络，平肝熄风。

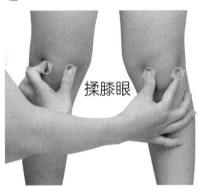

揉百虫

膝眼

定位 膝盖两旁凹陷中。外侧凹陷称外膝眼，内侧凹陷称内膝眼。

操作 用拇指和食指分别在两侧膝眼上按揉，称按揉膝眼。

主治 惊风抽搐、下肢痿软无力、膝痛、膝关节扭伤等。

功效 熄风止痉。

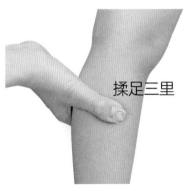

揉膝眼

足三里

定位 外侧膝眼下 3 寸，股骨外侧约一横指处。

操作 用拇指指端或指腹着力，稍用力按揉，称按揉足三里。

主治 腹胀、腹痛、呕吐、泻泄等。

功效 健脾和胃，调中理气，强壮身体。

揉足三里

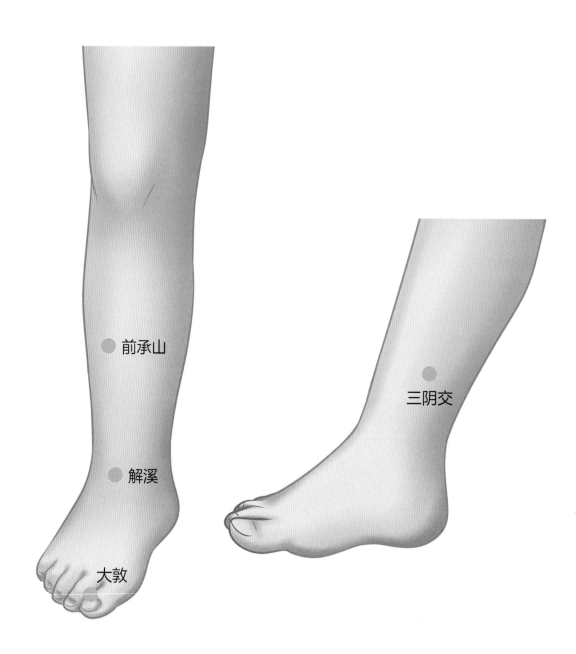

前承山

解溪

大敦

三阴交

前承山

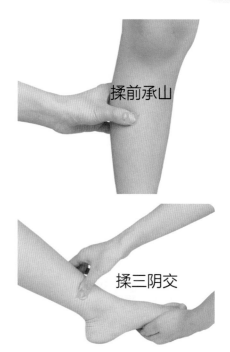

揉前承山

定位 小腿胫骨旁，与后承山相对处，约当膝下 8 寸。

操作 用拇指指甲掐之，称掐前承山。用拇指或食、中二指指端揉之，称揉前承山。

主治 惊风、下肢抽搐等。

功效 熄风定惊，行气通络。

三阴交

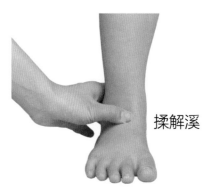

揉三阴交

定位 内踝尖直上 3 寸处。

操作 用拇指或食、中二指指腹着力，稍用力按揉，称按揉三阴交。用拇指指腹着力，做自上而下或自下而上的直推法，称推三阴交。

主治 遗尿、尿闭、小便短赤涩痛、消化不良等。

功效 通血脉，活经络，疏下焦，利湿热，通调水道，健脾胃，助运化。

解溪

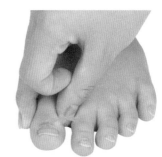

揉解溪

定位 踝关节前横纹中点，两筋之间凹陷处。

操作 用拇指指甲掐，称掐解溪。用拇指指端或指腹揉之，称揉解溪。

主治 惊风、吐泻、踝关节屈伸不利等。

功效 解痉，止吐泻。

大敦

定位 足大趾内侧，甲根与趾关节之间。

操作 用拇指指甲掐之，称掐大敦。

主治 惊风、四肢抽搐等。

功效 解痉熄风。

掐大敦

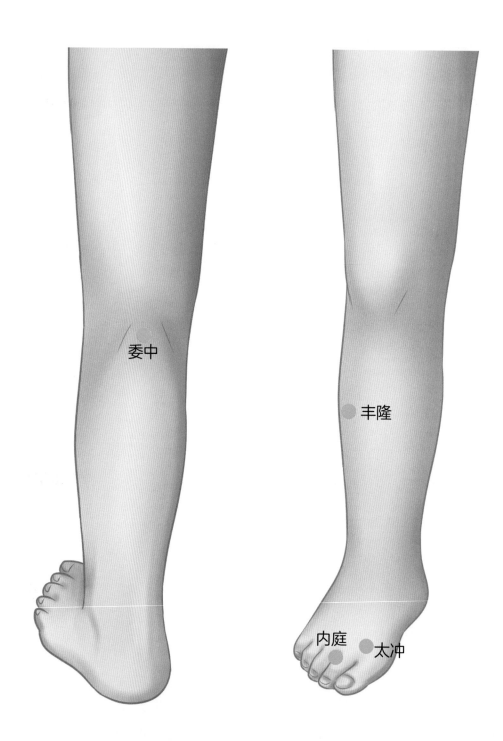

委中

丰隆

内庭　太冲

丰隆

定位　外踝尖上 8 寸，股骨前缘外侧 1.5 寸。

操作　用拇指或中指指端按揉，称揉丰隆。

主治　咳嗽气喘等。

功效　和胃气，化痰湿。

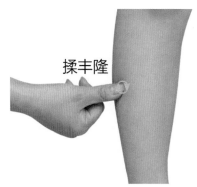

揉丰隆

内庭

定位　在第二跖趾关节前方，当第二、第三趾缝间的纹头处。

操作　用拇指指甲着力，稍用力掐之，称掐内庭。

主治　惊风等。

功效　开窍，止搐。

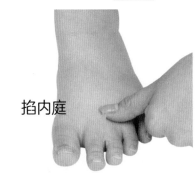

掐内庭

太冲

定位　在足背第一、第二跖骨结合部之前方凹陷处。

操作　用拇指指甲着力，稍用力掐之，称掐太冲。

主治　惊风等。

功效　平肝熄风。

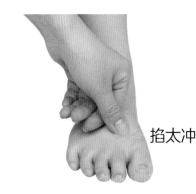

掐太冲

委中

定位　腘窝正中央，两大筋之间。

操作　用食、中二指指端着力，稍用力拿腘窝中筋腱，称拿委中。

主治　惊风抽搐等。

功效　疏通经络，熄风止痉。

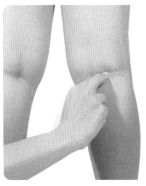

拿委中

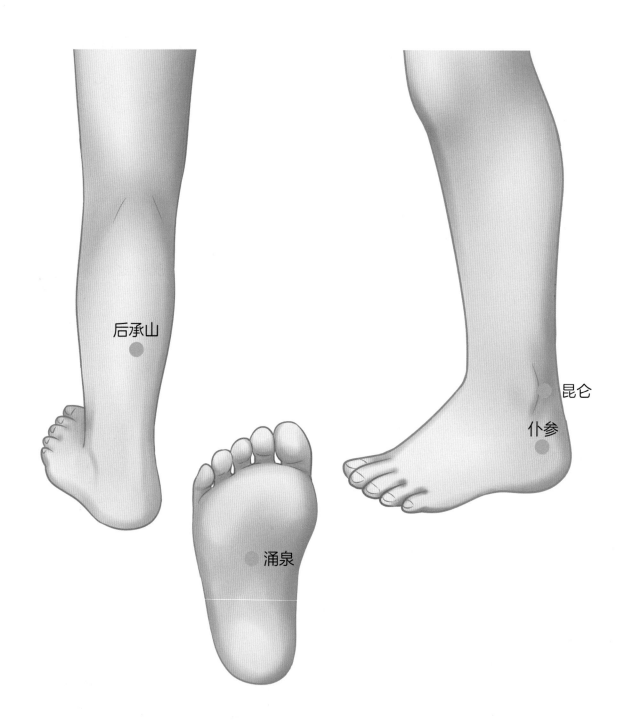

后承山

涌泉

昆仑

仆参

后承山

定位 委中穴直下 8 寸，当腓肠肌交界之尖端，人字形凹陷处。

操作 用食、中二指指端着力，按拨该处的筋腱，称拿后承山。

主治 惊风抽搐、下肢痿软、腿痛转筋。

功效 通络活络，止痉熄风。

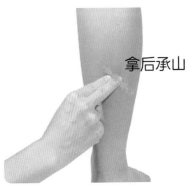

拿后承山

仆参

定位 足跟外踝下凹陷处。

操作 用拇指与食、中二指相对着力拿捏，称拿仆参。用拇指指甲用力掐压，称掐仆参。

主治 昏厥、惊风、腰痛、足跟痛等。

功效 开窍安神，益肾健骨，舒筋活络。

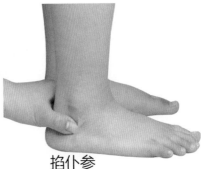

掐仆参

昆仑

定位 外踝后缘和跟腱骨侧的中间凹陷处。

操作 用拇指指甲着力，稍用力掐之，称掐昆仑。

主治 头痛、惊风、腰痛、足内翻、足跟痛等。

功效 解肌通络，强腰补肾。

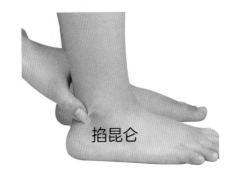

掐昆仑

涌泉

定位 足掌心前 1/3 凹陷处。

操作 用拇指指腹着力，向足趾方向做直推法，称推涌泉。用拇指指腹着力，稍用力按揉，称揉涌泉。以拇指指甲着力掐之，称掐涌泉。

主治 五心烦热、夜啼、烦躁不安等。

功效 滋阴，退热。

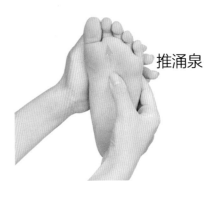

推涌泉

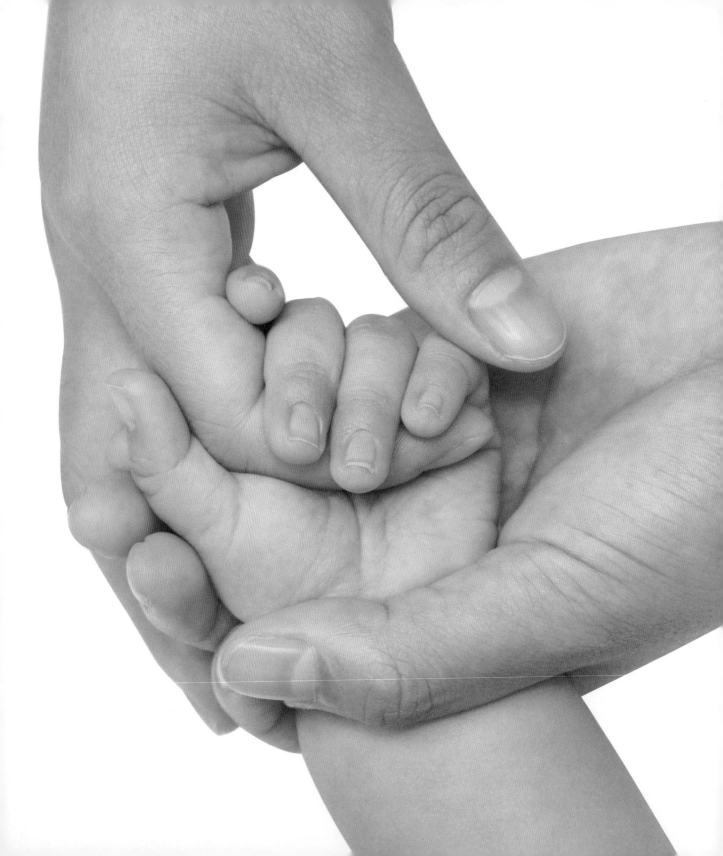

第四章

小儿日常保健的推拿方

提升免疫力

先天的遗传因素对宝宝的发育状况起到关键作用，但后天的调养护理也很重要。"正气存内，邪不可干；邪之所凑，其气必虚"，正气对人体非常重要，决定着疾病的发生、发展和预后。正气可以理解为我们常说的免疫力、抵抗力。

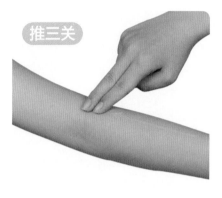

推三关

一手握住宝宝手部，另一手用拇指桡侧缘或食、中二指指腹自腕横纹推至肘横纹，100 次。

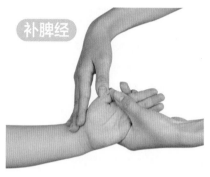

补脾经

将宝宝拇指屈曲，循拇指桡侧边缘由指尖向掌根方向直推，或在拇指指腹做旋推法，100 次。

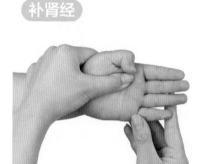

补肾经

一手托住宝宝的手，手掌向上，另一手用拇指指腹旋推，或沿整个小指指根直推向指尖，100 次。

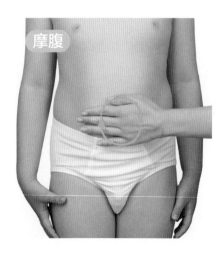

摩腹

在宝宝脐部及其周围用掌摩法，腹部有温热感即可。

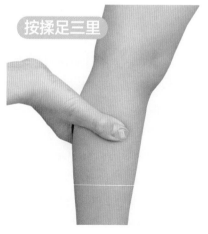

按揉足三里

用拇指指端或指腹着力，稍用力按揉，100 次。

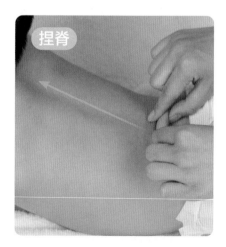

捏脊

用拇指与食、中二指对称着力，自龟尾开始，双手一紧一松交替向上挤捏推至第一胸椎处，5 遍。

强健脾胃

脾是后天之本，气血生化之源。宝宝生长发育所需要的一切营养物质，均需脾胃化生。而宝宝脏腑娇嫩，脾常不足，易为饮食及外邪所伤。应用推拿调理脾胃，可以增强宝宝的食欲，达到调理气血、促进消化吸收的目的，从而提高宝宝身体素质，增加抵抗力。

推三关

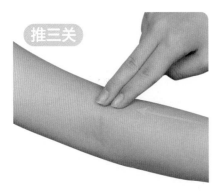

一手握住宝宝手部，另一手用拇指桡侧缘或食、中二指指腹自腕横纹推至肘横纹，200 次。

补脾经

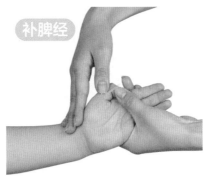

将宝宝拇指屈曲，循拇指桡侧边缘由指尖向掌根方向直推，或在拇指指腹做旋推法，200 次。

运内八卦

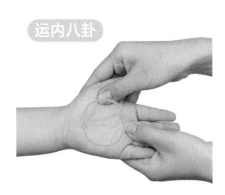

以掌心为圆心，从圆心至中指指根横纹约 2/3 处为半径作圆，用运法，顺时针方向掐运，100 次。

推四横纹

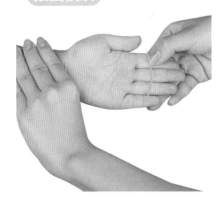

宝宝四指并拢，一手握住宝宝的手，另一手用拇指指腹从食指横纹处推向小指横纹处，100 次。

揉腹

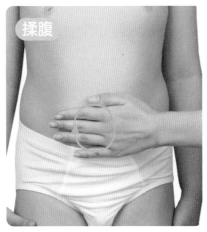

在宝宝脐部及其周围用掌揉法，腹部有温热感即可。

捏脊

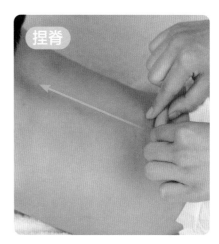

用拇指与食、中二指对称着力，自龟尾开始，双手一紧一松交替向上挤捏推至第一胸椎处，操作 5 遍。

促进食欲

宝宝食欲不振，不爱吃饭，需要从睡眠、饮食、调理脾胃等多方面入手来调节，辅助以推拿手段，以增强食欲，促进消化吸收。

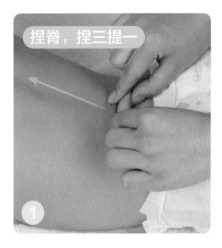
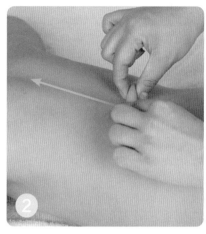
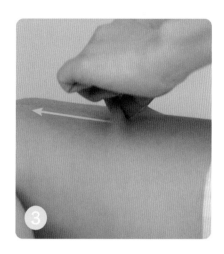

用拇指与食、中二指对称着力，自龟尾开始，双手一紧一松交替向上挤捏推至第一胸椎处，10 遍。在捏动过程中，捏三下，向上提一次，称为"捏三提一"，目的在于加大刺激量。

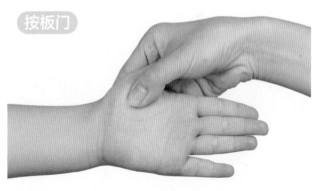

一手固定宝宝的手掌，用拇指指端按揉，100 次。

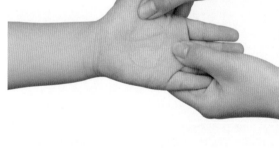

以掌心为圆心，从圆心至中指指根横纹约 2/3 处为半径作圆，用运法，顺时针方向掐运，200 次。

安神促眠

良好的睡眠对宝宝成长发育起着很重要的作用，通过刺激穴位，使经络通畅、阴阳平衡，能让宝宝睡眠更安稳。

清肝经

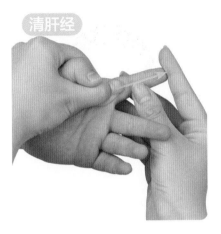

一手握住宝宝的手，另一手用拇指指腹由食指掌面末节指纹推向指尖，100 次。

清天河水

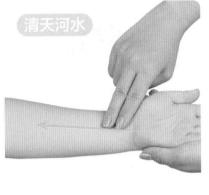

一手托住宝宝手掌以固定，另一手用拇指或食、中二指指腹从腕横纹推至肘横纹，100 次。

揉内劳宫

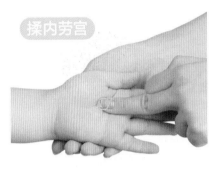

一手握住宝宝的手，另一手用拇指或中指指端揉，100 次。

揉小天心

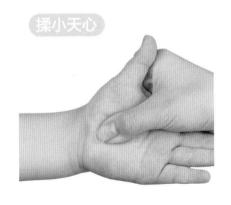
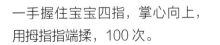

一手握住宝宝四指，掌心向上，用拇指指端揉，100 次。

揉总筋

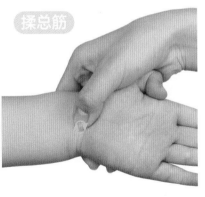

一手持宝宝四指，用拇指指端按揉，100 次。

推涌泉

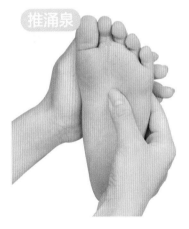

用拇指指腹着力，向足趾方向直推，100 次。

眼睛明亮

从小预防近视，保持视力正常，在宝宝的健康教育中显得尤为重要。中医认为肝主筋主目，眼睛的问题与五脏的功能是否正常有关，肝气条达、经络通畅，眼睛则不易疲劳，有助于预防近视。

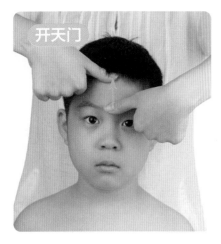

开天门

用两拇指指腹自眉心起，左右交替，推至囟门，50 次。

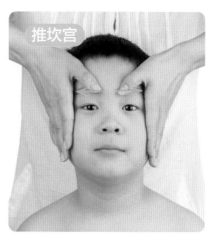

推坎宫

用两拇指自眉心向两侧眉梢做分推，100 次。

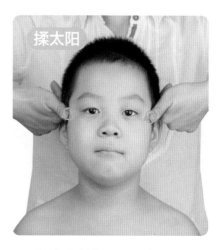

揉太阳

用两拇指指端揉，100 次。

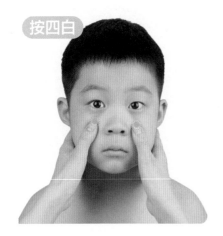

按四白

用两拇指或中指指腹点按，100 次。

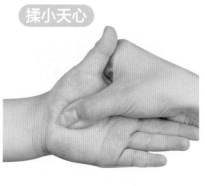

揉小天心

一手持宝宝四指，掌心向上，用拇指揉之，100 次。

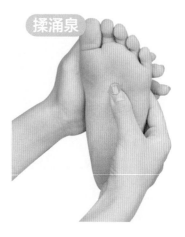

揉涌泉

用拇指指腹着力揉，100 次。

助力长个儿

肾主骨，宝宝长高首先需要骨骼健康发育，而骨骼的健康发育取决于肾气是否旺盛，推拿养肾可以帮助宝宝长高。

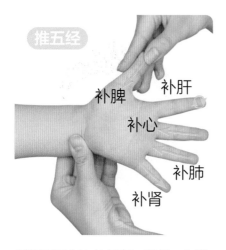

推五经

补脾　补肝
补心
补肺
补肾

五经即五指上的脾经、肝经、心经、肺经和肾经，按大拇指到小手指的顺序，每穴推 1 分钟。

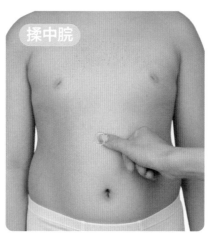

揉中脘

用拇指指端或掌根按揉，100 次。

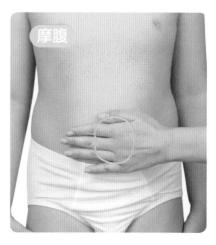

摩腹

在宝宝脐部及其周围用掌摩法，腹部有温热感即可。

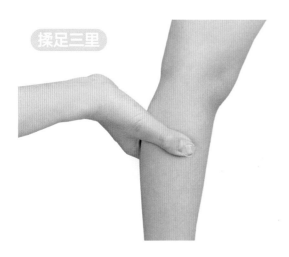

揉足三里

用拇指指端或指腹着力，稍用力按揉，100 次。

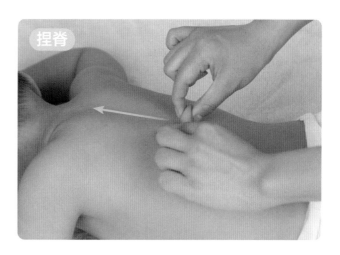

捏脊

用拇指与食、中二指对称着力，自龟尾开始，双手一紧一松交替向上挤捏推至第一胸椎处，5 遍。

预防感冒

宝宝肺脏娇嫩，每当气候变化，易患感冒。日常生活中，父母常给宝宝做一些有助于预防感冒的推拿，有备无患。

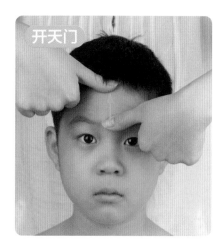

开天门

用两拇指指腹自眉心起，左右交替推至囟门，50 次。

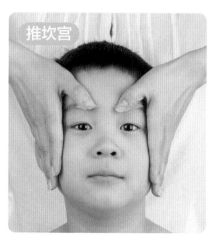

推坎宫

用两拇指自眉心向两侧眉梢做分推，100 次。

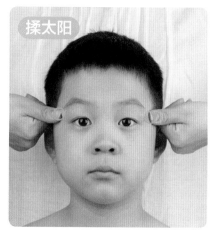

揉太阳

用两拇指指端揉，100 次。

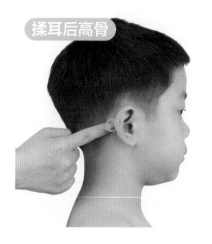

揉耳后高骨

用食指或中指指端揉，100 次。

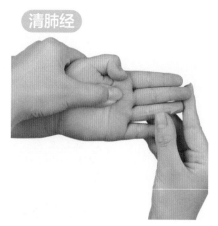

清肺经

一手托住宝宝的手，手掌向上，另一手用拇指由指根推向指尖，100 次。

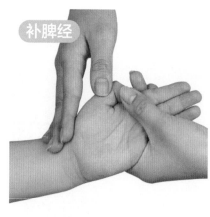

补脾经

将宝宝拇指屈曲，循拇指桡侧边缘由指尖向掌根方向直推，或在拇指指腹做旋推法，100 次。

增强肺功能

运用日常保健推拿方，增强宝宝肺功能，提高抗病能力，适应天气变化，预防感冒、咳嗽、肺炎、哮喘等肺部疾病，减少疾病对身体的侵害。

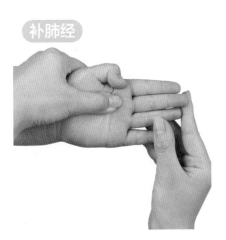

补肺经

一手托住宝宝的手，手掌向上，另一手用拇指由指尖推向指根，100 次。

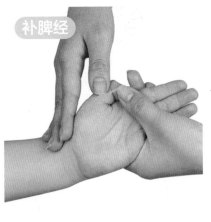

补脾经

将宝宝拇指屈曲，循拇指桡侧边缘由指尖向掌根方向直推，或在拇指指腹做旋推法，100 次。

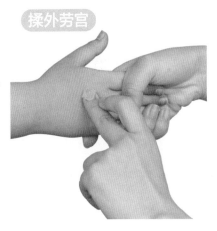

揉外劳宫

一手持宝宝四指，掌背向上，另一手用中指指端揉，100 次。

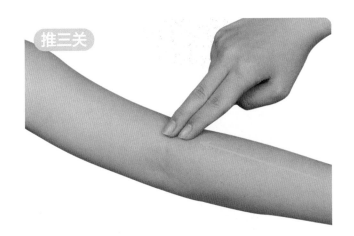

推三关

用一手握住宝宝手部，另一手用拇指桡侧缘或食、中二指指腹自腕横纹推至肘横纹，100 次。

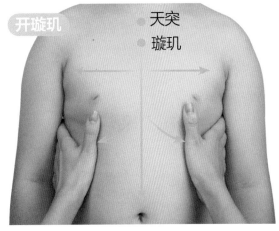

开璇玑　　　天突　　璇玑

用两手拇指自璇玑开始，沿肋间隙自上而下向左右两旁分推至肋，再从胸骨下端鸠尾向下直推至脐部，再由脐部向左右推摩至腹部，10 次。

改善过敏体质

宝宝容易起湿疹，稍微不注意就拉肚子，一到换季就咳喘，这些可能是由过敏造成的。重视防治宝宝过敏，坚持日常调理，改善过敏体质。

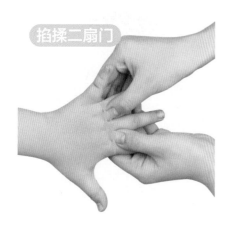

掐揉二扇门

一手持宝宝的手，另一手用食、中二指指端揉，50 次。用两拇指指甲掐之，继而再揉，50 次。

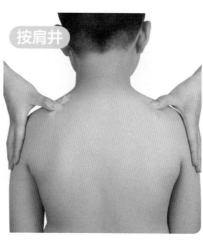

按肩井

用拇指或中指指端用力按压，100 次。

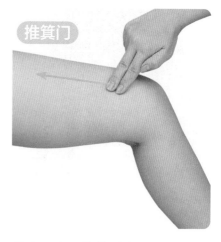

推箕门

用食、中二指指腹着力，自膝盖内侧上缘推至腹股沟，100 次。

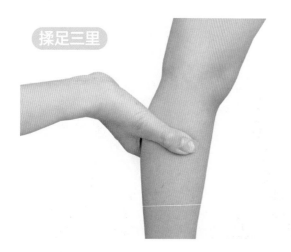

揉足三里

用拇指指端或指腹着力，稍用力按揉，100 次。

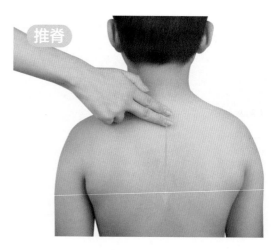

推脊

用食、中二指指腹着力，自上而下在脊柱上直推，50 次。

健脑益智

中医认为，肾主藏精，精生髓，髓聚为脑。脑为元神之府，若肾精充足、脑髓盈满，则宝宝智力健全、行动灵敏、精力充沛。通过健脑益智保健推拿，可以使肾气旺盛、肾精充盈。

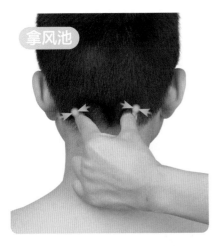

拿风池

用拇指和食指同时拿捏两侧风池，100 次。

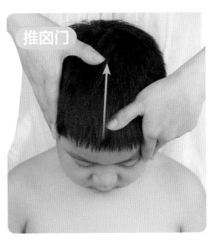

推囟门

两拇指自前发际中点向该穴轮换推（囟门未闭合时，仅推至边缘，或沿囟门两边缘推），50 次。

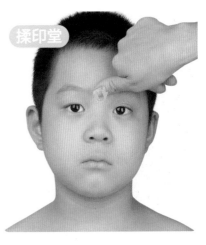

揉印堂

用拇指指端揉，50 次。

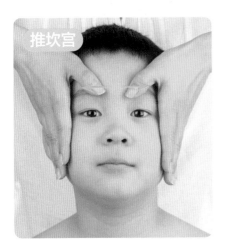

推坎宫

用两拇指自眉心向两侧眉梢做分推，50 次。

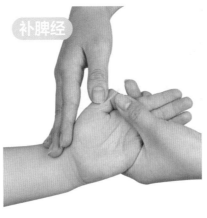

补脾经

将宝宝拇指屈曲，循拇指桡侧边缘由指尖向掌根方向直推，或在拇指指腹做旋推法，100 次。

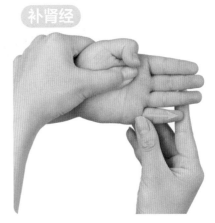

补肾经

一手托住宝宝的手，手掌向上，另一手用拇指指腹旋推，或沿整个小指指根直推向指尖，100 次。

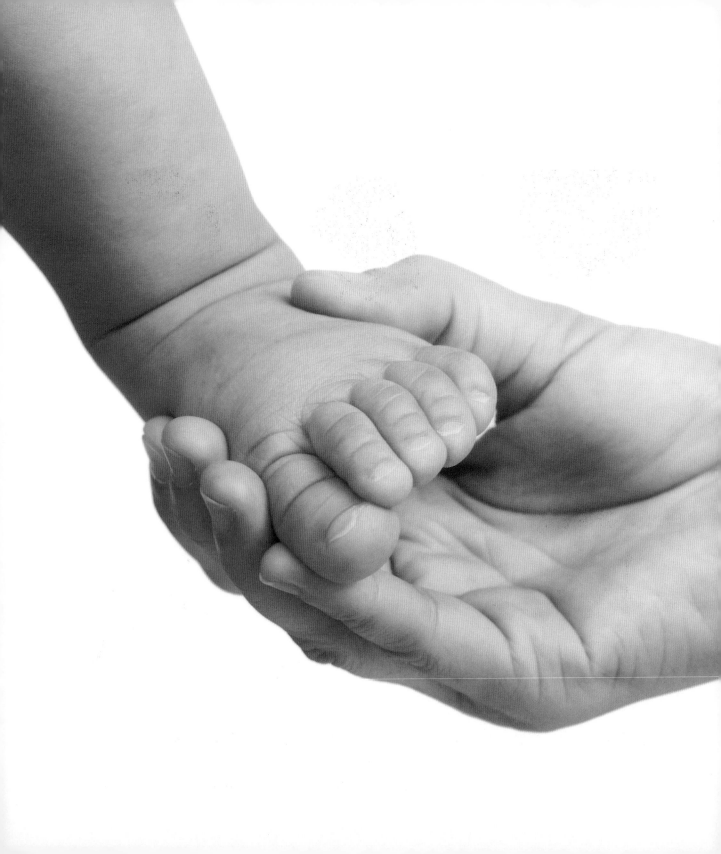

第五章

小儿常见病推拿方

小儿推拿常用穴位主治作用归类

小儿推拿涉及穴位很多，若在应用这些穴位前，能掌握常用穴位的主治作用，那么在选穴时就会心中有数，推拿时则更得心应手。

退热类

揉太阳、掐内劳宫、清脾经、清心经、清肺经、揉外劳宫、推三关、退六腑、水底捞月、推天河水、打马过天河、揉按涌泉、揉推肺腧、推脊、按肩井。

止咳化痰类

推膻中、揉按乳旁、揉按乳根、补脾经、清肺经、补肺经、补肾经、按揉肺腧、推揉耳后高骨。

止腹痛类

清脾经或补脾经、清肝经、按揉一窝风、揉外劳宫、掐揉四横纹、揉中脘、揉肚脐、揉丹田、揉按足三里、拿肚角。

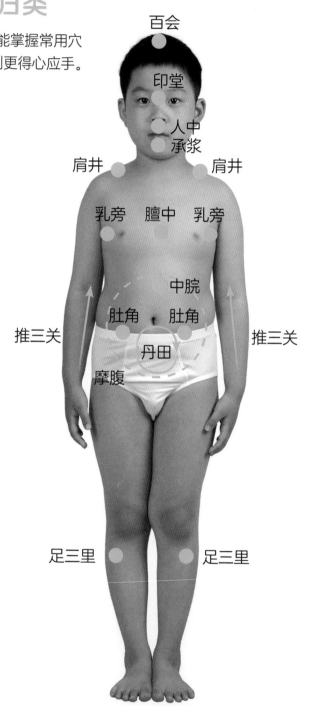

止吐类

清脾经或补脾经、清肝经、推揉膻中、揉按乳旁、揉中脘、揉按足三里、揉按涌泉、推擦肺腧、推天柱、推板门。

止泻类

清脾经或补脾经、清肝经、推大肠、揉中脘、摩腹、揉肚脐、揉龟尾、揉按足三里、揉按涌泉、推擦肺腧。

镇惊风、止抽搐类

揉按百会、掐印堂、掐人中、掐承浆、掐小天心、掐中冲、掐大敦、掐昆仑、按太溪、按仆参、拿承山。

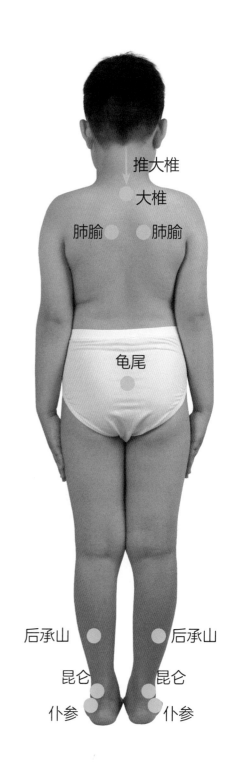

推大椎

大椎

肺腧 肺腧

龟尾

后承山 后承山

昆仑 昆仑

仆参 仆参

感冒

小儿感冒，俗称"小儿伤风"，现代医学称为"急性上呼吸道感染"，是一种常见的外感性疾病。现代医学认为，感冒有两种：一种是普通感冒，一种是流行性感冒。

普通感冒是鼻腔、咽或喉部急性炎症的总称，通常是指上呼吸道感染。中医根据病因及症状不同，将小儿普通感冒分为小儿风寒感冒和小儿风热感冒等。流行性感冒又叫流感，是由流行性感冒病毒引起的，发病急，全身症状重，可有暴发性流行。

基础推拿

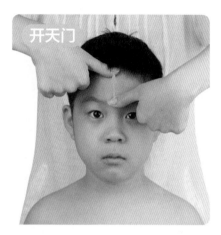

开天门

用两拇指指腹自眉心起，交替向上直推至前发际，50 次。

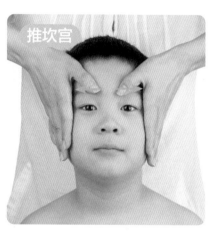

推坎宫

用两拇指自眉心向两侧眉梢做分推，50 次。

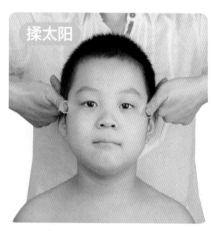

揉太阳

用两拇指指端揉，50 次。

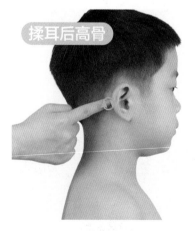

揉耳后高骨

用食指或中指指端揉，50 次。

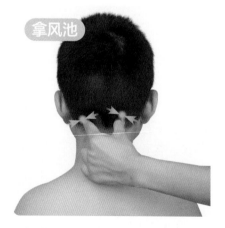

拿风池

用拇指和食指同时拿捏两侧风池，50 次。

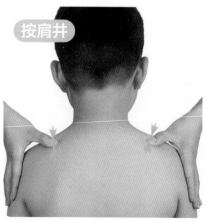

按肩井

用拇指或中指指端用力按压，50 次。

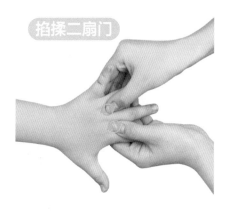

掐揉二扇门

一手持宝宝的手，另一手用食、中二指指端揉，50 次。用两拇指指甲掐之，继而再揉，50 次。

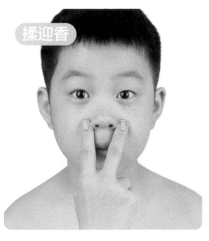

揉迎香

用食指和中指指端按揉，50 次。

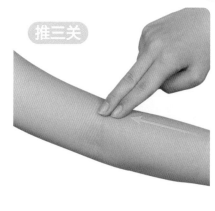

推三关

一手握住宝宝手部，另一手用拇指桡侧缘或食、中二指指腹自腕横纹推至肘横纹，50 次。

风寒感冒

起病较急，发热，怕冷怕风，甚至寒战、无汗；鼻塞，流清涕；咳嗽，痰稀色白；头痛，周身酸痛，食欲减退，大小便正常，舌苔薄白等。

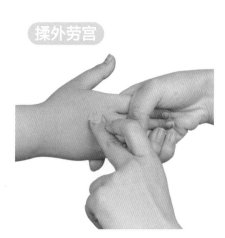

揉外劳宫

一手持宝宝四指，掌背向上，另一手用中指指端揉，50 次。

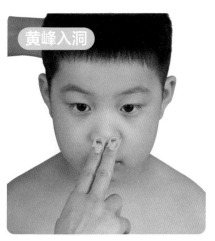

黄峰入洞

一手轻扶宝宝头部，另一手食、中二指指端着力，紧贴在宝宝两鼻孔下缘处，以腕关节为主动，带动着力部分做反复揉动。

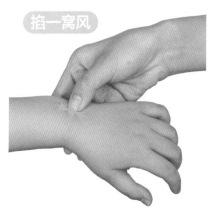

掐一窝风

一手握持宝宝手部，另一手用中指或拇指指端按揉，50 次。

风热感冒

发热重，但怕冷怕风不明显，微恶风或恶寒，咽痛，口干，有汗，面赤，鼻塞，流黄涕，咳嗽痰黄，舌边、舌尖红，苔薄黄。

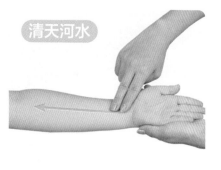

清天河水

一手托住宝宝手以固定，另一手用拇指或食、中二指从腕横纹推至肘横纹，50 次。

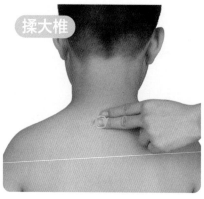

揉大椎

用食、中二指指端按揉，50 次。

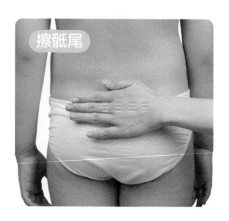

擦骶尾

用掌横擦骶尾部，以透热为度。

流感

症状通常表现为有接触其他患有流行感冒的情况，全身症状重，肌肉酸痛，发热怕冷，乏力，无汗或汗出后仍觉得热。

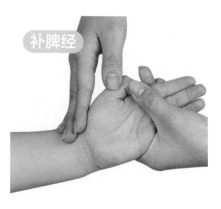

补脾经

将宝宝拇指屈曲，循拇指桡侧边缘由指尖向掌根方向直推，或在拇指指腹做旋推法，50 次。

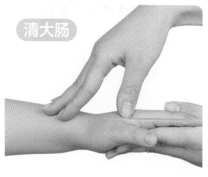

清大肠

一手将宝宝食指固定于虎口内，另一手用拇指外侧缘推之，自指根推向指尖，50 次。

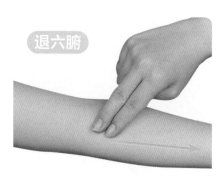

退六腑

一手握住宝宝桡侧腕关节，另一手用拇指或食、中二指指腹在前臂尺侧，由肘横纹起推至腕横纹，50 次。

反复感冒

反复呼吸道感染是儿童常见的呼吸系统疾病，我们可以根据体质实施中医健康调养，通过饮食宜忌、情志调摄、穴位推拿等调理宝宝体质，增强其免疫力。

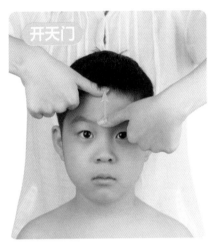

用两拇指指腹自眉心起，交替向上直推至前发际，50 次。

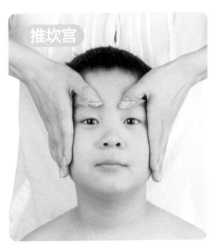

用两拇指自眉心向两侧眉梢做分推，50 次。

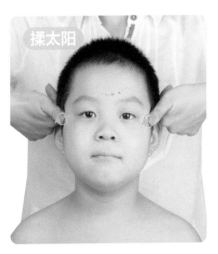

用两拇指指端揉，50 次。

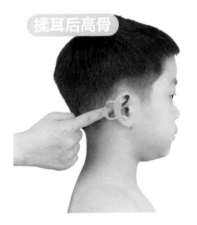

用食指或中指指端揉，50 次。

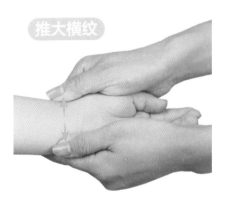

两拇指置宝宝掌后横纹中央，由总筋向两旁分推，50 次。

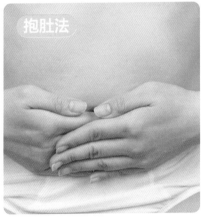

抱住宝宝使其面朝前坐于大腿上，两手从腋下插入，叠交于腹部，掌心向后用力，配合挺胸、挺腹，分别挤压宝宝的胸廓、脐以上脘腹、脐以下小腹至盆腔底部，操作 5 遍。

咳嗽

咳嗽可见于多种呼吸道和肺脏病症中，如感冒、肺炎等均可引起，一年四季都可发生，尤以冬春季节为多。

风寒咳嗽——疏风散寒，宣肺止咳

冬春多发，咳嗽有痰，声重紧闷不爽，鼻塞，流涕，恶寒发热，头痛，舌苔薄白，指纹浮红。

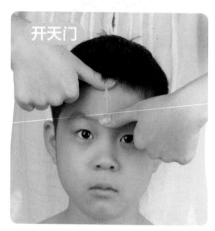

开天门

用两拇指指腹自眉心起，交替向上直推至前发际，100 次。

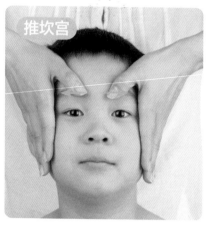

推坎宫

用两拇指自眉心向两侧眉梢做分推，100 次。

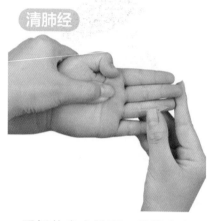

清肺经

一手托住宝宝的手，手掌向上，另一手用拇指由指根推向指尖，100 次。

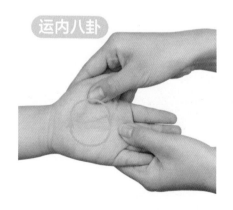

运内八卦

以掌心为圆心，从圆心至中指根横纹约 2/3 处为半径作圆，用运法，顺时针方向掐运，50 次。

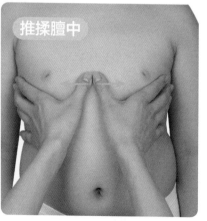

推揉膻中

宝宝仰卧，用中指指端按揉，然后用两拇指指端自膻中向外分推至乳头，50 次。

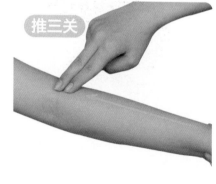

推三关

一手握住宝宝手部，另一手用拇指桡侧缘或食、中二指指腹自腕横纹推至肘横纹，50 次。

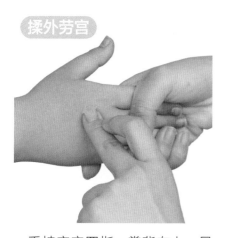

揉外劳宫

一手持宝宝四指，掌背向上，另一手用中指指端揉，50 次。

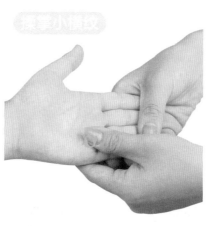

揉掌小横纹

一手持宝宝手掌，另一手用中指或拇指指端按揉，50 次。

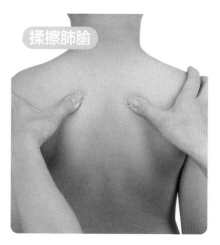

揉擦肺腧

用掌侧揉擦至有热度。

风热咳嗽——疏风清热，化痰止咳

咳嗽不爽，痰黄黏稠，不易咳出，鼻流浊涕，咽喉肿痛，发热汗出，大便秘结，小便黄赤，舌红、苔薄黄，指纹浮紫。

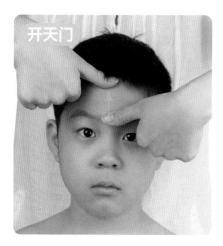

开天门

用两拇指指腹自眉心起，交替向上直推至前发际，100 次。

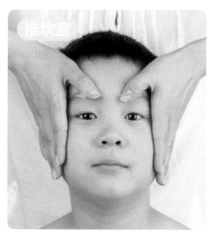

推坎宫

用两拇指自眉心向两侧眉梢做分推，100 次。

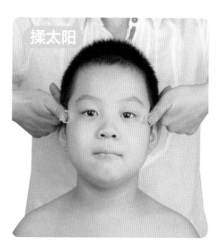

揉太阳

用两拇指指端揉，100 次。

退六腑

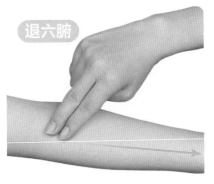

一手握住宝宝桡侧腕关节，另一手用拇指或并拢的食、中二指指腹在前臂尺侧，由肘横纹起推至腕横纹，50 次。

清肺经

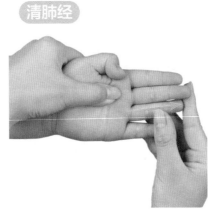

一手托住宝宝的手，手掌向上，另一手用拇指由指根推向指尖，50 次。

清天河水

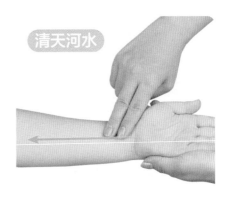

一手托住宝宝手掌，另一手用拇指或食、中二指从腕横纹推至肘横纹，50 次。

推膻中

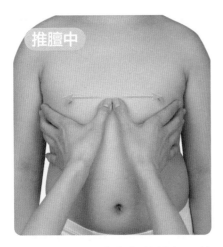

宝宝仰卧，用中指指端按揉，然后用两拇指指端自膻中向外分推至乳头，50 次。

揉掌小横纹

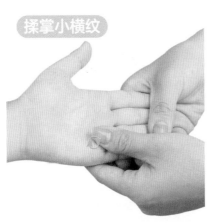

一手持宝宝手掌，另一手用中指或拇指指端按揉，50 次。

揉肺腧

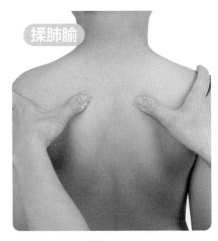

用两手拇指或一手食、中二指指端揉，50 次。

内伤咳嗽——养阴清肺，润肺止咳，健脾化痰

干咳少痰，久咳不止，伴手足心热，午后潮热，口渴咽干，食欲不振，形体消瘦，倦怠乏力。

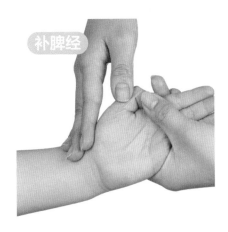

补脾经

将宝宝拇指屈曲，循拇指桡侧边缘由指尖向掌根方向直推，或在拇指指腹做旋推法，100 次。

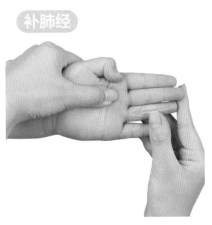

补肺经

一手托住宝宝的手，手掌向上，另一手用拇指由指尖推向指根，100 次。

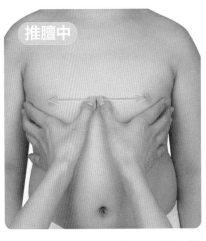

推膻中

宝宝仰卧，用中指指端按揉，然后用两拇指指端自膻中向外分推至乳头，50 次。

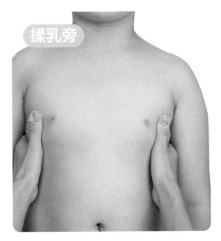

揉乳旁

两手四指扶宝宝两胁，再用两拇指指端揉，50 次。

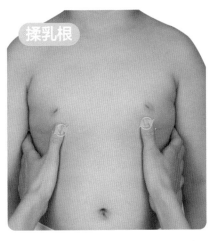

揉乳根

两手四指扶宝宝两胁，再用两拇指指端揉，50 次。

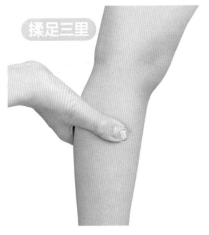

揉足三里

用拇指指端或指腹着力按揉，50 次。

发热

宝宝体温稍高于成人，体温易受环境温度影响。宝宝腋窝温度范围一般在 36.0~37.4℃，腋表如超过 37.4℃ 可认为是发热。在多数情况下，发热是身体对抗入侵病原的一种保护性反应，是人体发动免疫系统抵抗感染的一个过程。

外感发热

外感发热多由小儿冷热不知调节，冒风雨、受寒着凉引起。

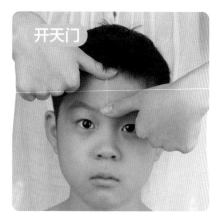

用两拇指指腹自眉心起，交替向上直推至前发际，50 次。

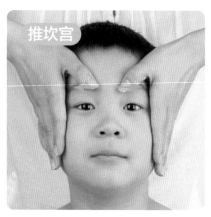

用两拇指自眉心向两侧眉梢做分推，50 次。

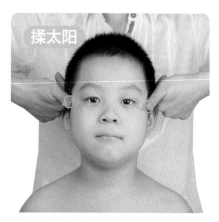

用两拇指指端揉，50 次。

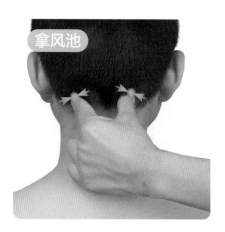

用拇指和食指同时拿捏两侧风池，30 次。

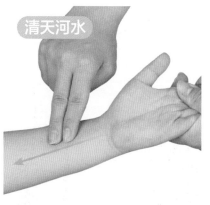

一手托住宝宝手掌，另一手用拇指或食、中二指从腕横纹推至肘横纹，50 次。

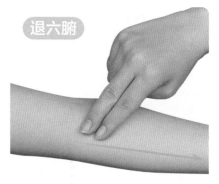

一手握住宝宝桡侧腕关节，另一手用拇指或食、中二指指腹在前臂尺侧，由肘横纹起推至腕横纹，100 次。

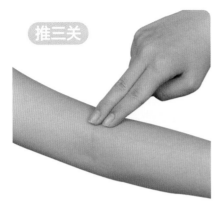

推三关

一手握住宝宝手部，另一手用拇指桡侧缘或食、中二指指腹自腕横纹推至肘横纹，50 次。

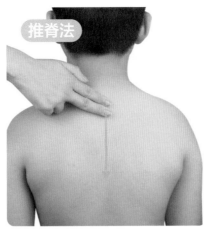

推脊法

用食、中二指指腹着力，自上而下在脊柱上做直推，50 次。

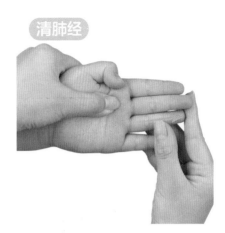

清肺经

一手托住宝宝的手，手掌向上，另一手用拇指由指根推向指尖，100 次。

胃实热（积食发热）

小儿积食发热一般是突然发热，体温一般在 38~39℃。面红，气促，不思饮食，便秘烦躁，指纹深紫。手脚心、头部、后背、腹部发热，腹部温度一般高于其他部位。

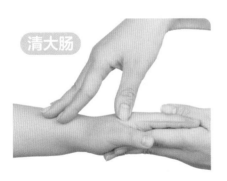

清大肠

将宝宝食指固定于一手虎口内，另一手用拇指外侧缘推之，自指根推向指尖，100 次。

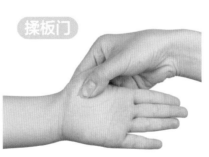

揉板门

一手固定宝宝的手掌，用拇指指端按揉，100 次。

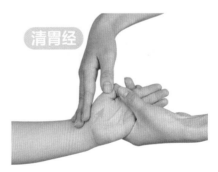

清胃经

一手托住宝宝的手，手掌向上，另一手用拇指或食指自掌根推至拇指根，100 次。

哮喘

哮喘是下呼吸道过敏性疾病，通常表现为呼吸频率加快、咳嗽、喘息。小儿推拿治疗哮喘的原理着重于宣肺、健脾、补肾、化痰平喘。用小儿推拿的方法来做保健预防，可以缓解咳喘患儿的发病症状。

揉定喘

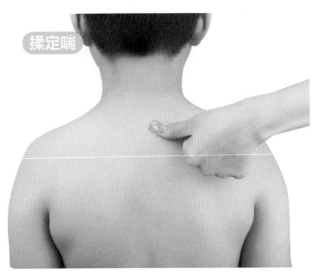

用拇指或中指指端按揉（在第七颈椎棘突下，旁开0.5寸），50次。

推揉膻中

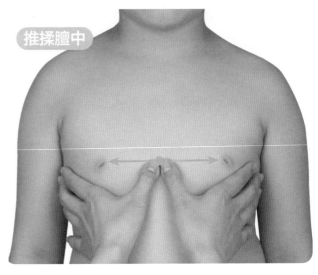

宝宝仰卧，用拇指指腹自胸骨切迹向推至乳头，50次。

清天河水

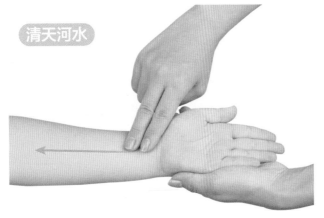

一手托住宝宝手部，另一手用拇指桡侧缘或食、中二指指腹自腕横纹推至肘横纹，50次。

运内八卦

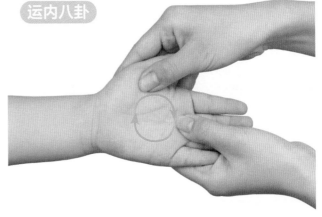

以掌心为圆心，从圆心至中指指根横纹约2/3处为半径作圆，用运法，顺时针方向掐运，50次。

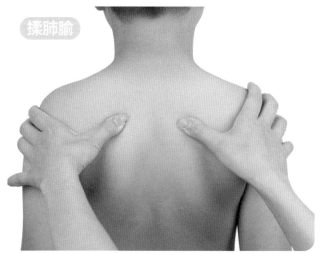

揉肺腧

用两手拇指或一手食、中二指指端揉，50 次。

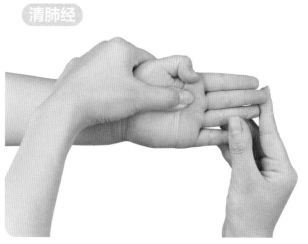

清肺经

一手托住宝宝的手，手掌向上，另一手用拇指由指根推向指尖，50 次。

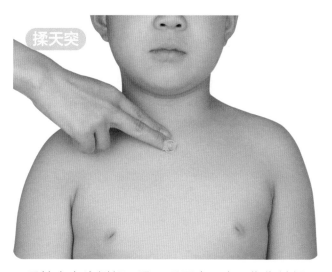

揉天突

一手扶宝宝头侧部，另一手用食、中二指指端揉，50 次。

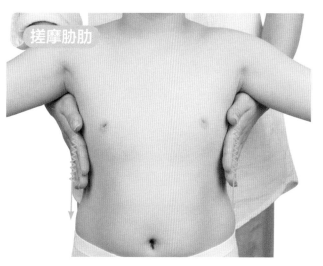

搓摩胁肋

用两手掌从宝宝两胁腋下向下搓摩至天枢水平处，50 次。

对症加减方

若咳嗽喘息，喉间痰吼哮鸣，咳痰黄稠，身热面赤，尿黄便秘，加清大肠、退六腑各 100 次。

若面色苍白、形寒肢冷，气短心悸、大便溏泄，加摩腹、摩丹田各 2 分钟。

支气管炎

支气管炎是婴幼儿常患的呼吸系统疾病，多因病毒、支原体、细菌等病原体感染引起，但也可由空气中有害物质刺激支气管黏膜引起。宝宝由于免疫力较弱，相较成人更易发生呼吸系统感染，更容易患支气管炎。

揉肺腧

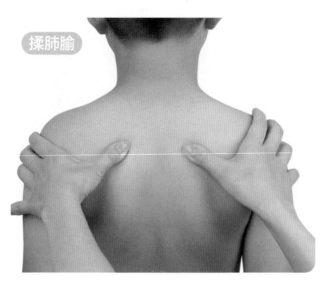

用两手拇指或一手食、中二指指端揉，50 次。

清肺经

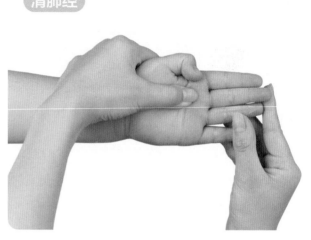

一手托住宝宝的手，手掌向上，另一手用拇指由指根推向指尖，50 次。

推三关

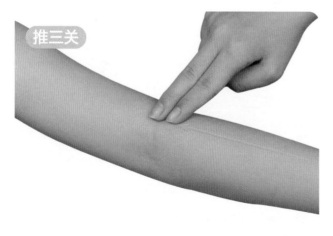

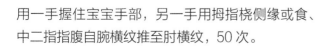

用一手握住宝宝手部，另一手用拇指桡侧缘或食、中二指指腹自腕横纹推至肘横纹，50 次。

运内八卦

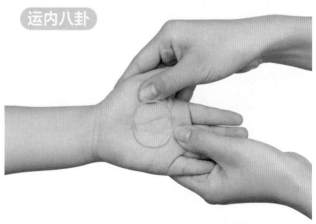

以掌心为圆心，从圆心至中指根横纹约 2/3 处为半径作圆，用运法，顺时针方向掐运，50 次。

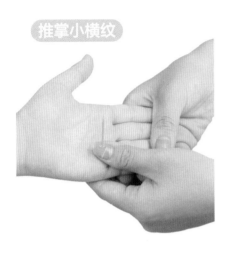

推掌小横纹

一手将宝宝四指并拢，另一手用拇指桡侧从食指横纹处推向小指横纹处，50 次。

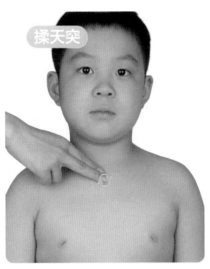

揉天突

一手扶宝宝头侧部，另一手用食、中二指指端按揉，50 次。

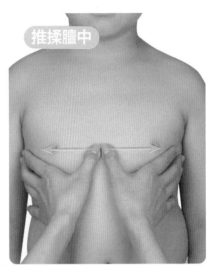

推揉膻中

宝宝仰卧，用两手拇指自胸骨切迹向推至乳头，50 次。

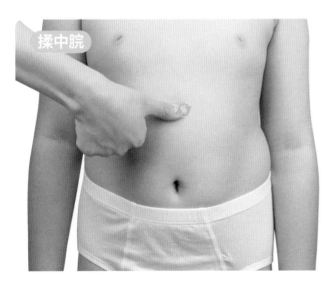

揉中脘

用拇指指端或掌根按揉，50 次。

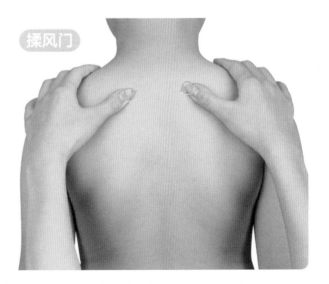

揉风门

用拇指指腹，或食、中二指指腹揉，50 次。

对症加减方

如果宝宝的支气管炎处于痊愈期，可采用这些推拿方做巩固：摩腹、分推肩胛骨、捏脊。

小儿肺炎

小儿肺炎是由病原体（如细菌、病毒等）及其他因素引起的肺部炎症，为小儿时期常见呼吸系统疾病。感染性肺炎主要通过飞沫传播，非感染性肺炎不具有传染性。肺炎初期辅以推拿，有助于提升治疗效果。

清肺平肝

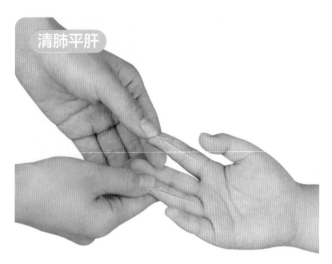

双手握住宝宝的手，双手拇指指端分别在宝宝的食指和无名指同推，由指根向指尖直推，100 次。

清天河水

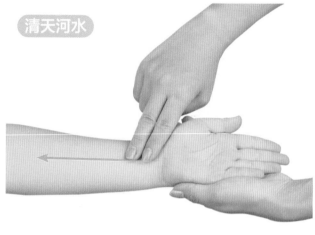

一手托住宝宝手掌，另一手用拇指或食、中二指从腕横纹推至肘横纹，100 次。

运内八卦

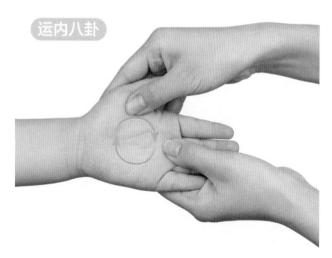

以掌心为圆心，从圆心至中指根横纹约 2/3 处为半径作圆，用运法，顺时针方向掐运，100 次。

清胃经

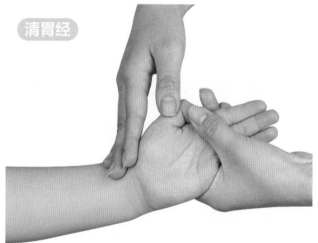

一手托住宝宝的手，手掌向上，另一手用拇指或食指自掌根推至拇指根，100 次。

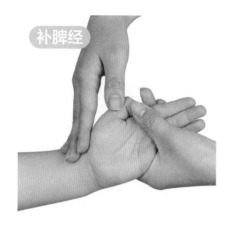

补脾经

将宝宝拇指屈曲，循拇指桡侧边缘由指尖向掌根方向直推，或在拇指指腹做旋推法，100 次。

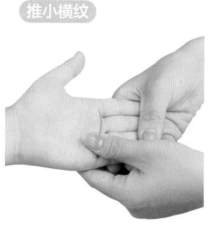

推小横纹

一手将宝宝四指并拢，另一手用拇指桡侧从食指横纹处推向小指横纹处，100 次。

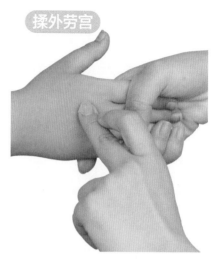

揉外劳宫

一手持宝宝四指，掌背向上，另一手用中指指端揉，100 次。

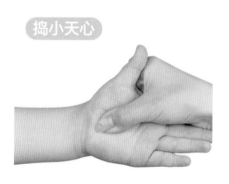

捣小天心

一手持宝宝四指，掌心向上，用拇指指尖捣，200 次。

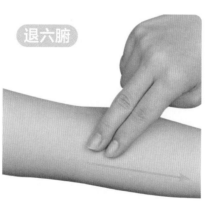

退六腑

一手握住宝宝桡侧腕关节，另一手用拇指或食、中二指指腹在前臂尺侧，由肘横纹起推至腕横纹，100 次。

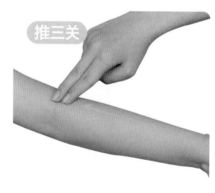

推三关

一手握住宝宝手部，另一手用拇指桡侧缘或食、中二指指腹自腕横纹推至肘横纹，100 次。

便秘

小儿便秘是排便规律改变所致，指排便次数明显减少、大便干燥、坚硬，秘结不通，排便费力。便秘在临床中常见两种类型，分别是实秘和虚秘。

基础推拿

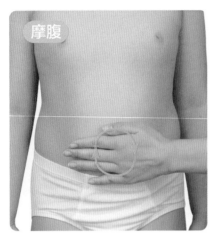

摩腹

在宝宝脐部及其周围用掌揉法，腹部有温热感即可。

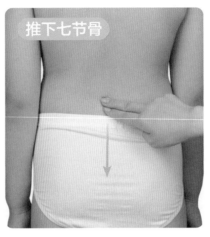

推下七节骨

用拇指桡侧面或食、中二指指腹着力，自上向下做直推，200 次。

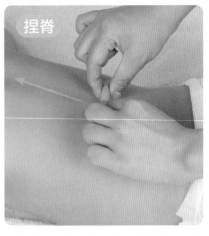

捏脊

用拇指与食、中二指对称着力，自龟尾开始，双手一紧一松交替向上挤捏推进至第一胸椎处，10 次。

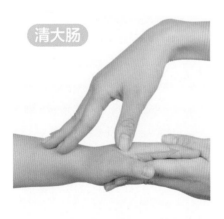

清大肠

将宝宝食指固定于一手虎口内，另一手用拇指外侧缘推之，自指根推向指尖，100 次。

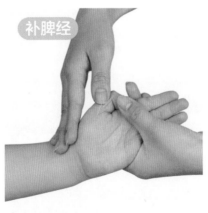

补脾经

将宝宝拇指屈曲，循拇指桡侧边缘由指尖向掌根方向直推，或在拇指指腹做旋推法，100 次。

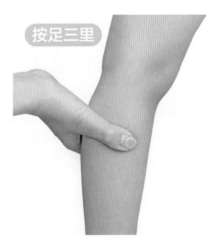

按足三里

用拇指指端或指腹着力，稍用力按，100 次。

实秘

乳食积滞型的小儿便秘很常见，主要是因为宝宝吃多了不消化，食物积滞在肠胃里，产生了火热之邪。乳食积滞型便秘除了便秘外，宝宝还会有口臭、肚子胀、手心热、脚心热等。

退六腑

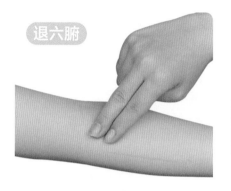

一手握住宝宝桡侧腕关节，另一手用拇指或食、中二指指腹在前臂尺侧，由肘横纹起推至腕横纹，100 次。

运内八卦

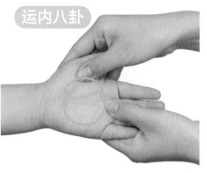

以掌心为圆心，从圆心至中指指根横纹约 2/3 处为半径作圆，用运法，顺时针方向掐运，50 次。

搓摩胁肋

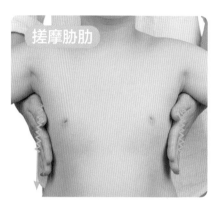

用两手掌从宝宝两胁腋下向下搓摩至天枢水平处，50 次。

虚秘

虚秘多因肠道津液亏虚，阴精不足导致大便干结，宝宝往往有唇舌淡白、少语懒言、精神不振、四肢不温等。

补肾经

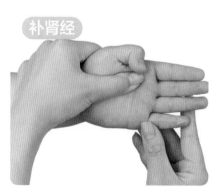

一手托住宝宝的手，手掌向上，另一手用拇指指腹旋推，或沿整个小指掌面指根直推向指尖，100 次。

推三关

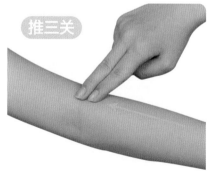

一手握住宝宝手部，另一手用拇指桡侧缘或食、中二指指腹自腕横纹推至肘横纹，100 次。

揉二人上马

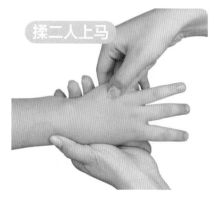

一手握持宝宝手部，使手心向下，另一手用拇指指端揉，100 次。

腹泻

小儿腹泻是指宝宝大便次数增多，粪质稀薄或如水样为特征的一种消化道疾病。小儿推拿对缓解因为饮食和受寒后寒湿困脾、脾失健运而致的腹泻效果比较好。

补脾经

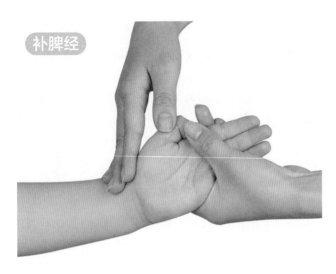

宝宝拇指屈曲，循拇指桡侧边缘由指尖向掌根方向直推，或在拇指指腹做旋推法，100 次。

补肾经

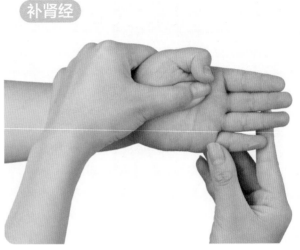

一手托住宝宝的手，手掌向上，另一手用拇指指腹旋推，或沿整个小指指根直推向指尖，100 次。

运土入水

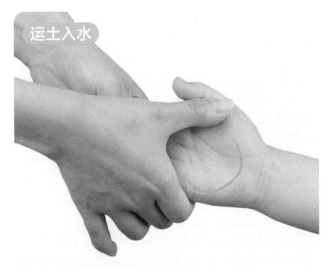

自拇指指根沿手掌缘经小天心（大小鱼际交界处凹陷中）推至小指指根，100 次。

揉肚角

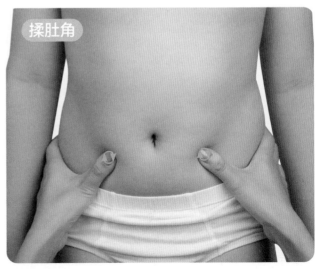

宝宝仰卧，用拇指指腹按揉，100 次。

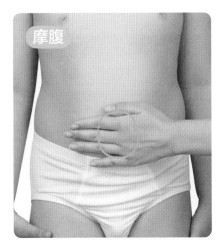

摩腹

在宝宝脐部及其周围用掌摩法，腹部有温热感即可。

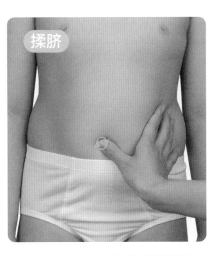

揉脐

宝宝仰卧，用拇指指端或掌根揉，50次。

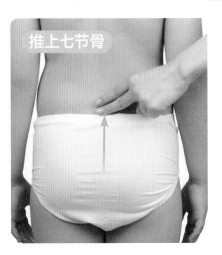

推上七节骨

用拇指桡侧面或食、中二指指腹着力，自下向上做直推，50次。

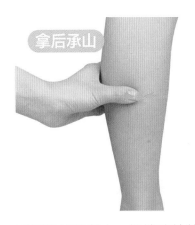

拿后承山

用拇指指端着力，按拨该处的筋腱，50次。

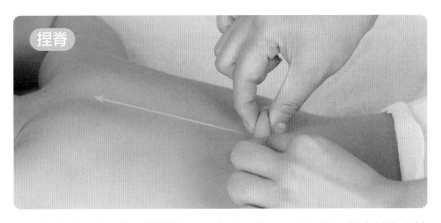

捏脊

用拇指与食、中二指对称着力，自龟尾开始，双手一紧一松交替向上挤捏推进至第一胸椎处，10次。

对症加减方

如果是脾胃受凉引起的腹泻，推拿方要增加补大肠。将宝宝食指固定于一手虎口内，用另一手拇指外侧缘推宝宝食指侧缘，自指尖推向指根100次。

如果是湿热和积食引起的腹泻，推拿方要增加清大肠。将宝宝食指固定于一手虎口内，用另一手拇指外侧缘推之，自指根推向指尖100次。

厌食　　小儿厌食症是指宝宝较长时间食欲不振或减退，进食量明显减少，甚至拒食的一类疾病。长期厌食的患儿，可发生营养不良、抗病力下降，甚至影响生长发育和智力。坚持推拿，改善脾胃功能，同时配合饮食调理，有助于缓解宝宝厌食。

揉板门

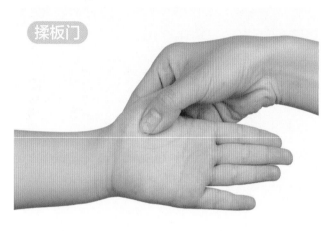

一手固定宝宝的手掌，用拇指指端按揉，50 次。

运内八卦

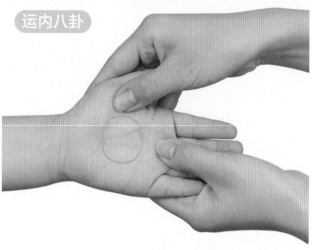

以掌心为圆心，从圆心至中指指根横纹约 2/3 处为半径作圆，用运法，顺时针方向掐运，100 次。

推四横纹

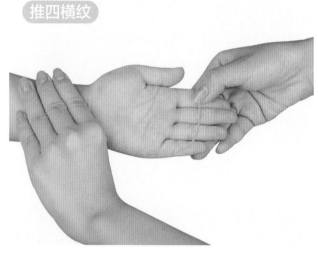

宝宝四指并拢，一手握住宝宝的手，另一手用拇指指腹从食指横纹处推向小指横纹处，50 次。

补脾经

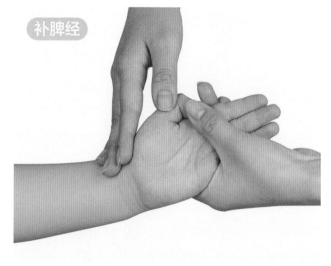

将宝宝拇指屈曲，循拇指桡侧边缘由指尖向掌根方向直推，或在拇指指腹做旋推法，100 次。

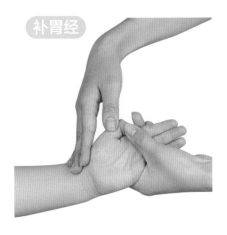

补胃经

一手托住宝宝的手，手掌向上，另一手用拇指或食指自拇指指尖推至指根，100 次。

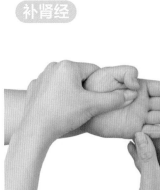

补肾经

一手握住宝宝的手，手掌向上，另一手用拇指指腹旋推，或沿整个小指指根直推向指尖，50 次。

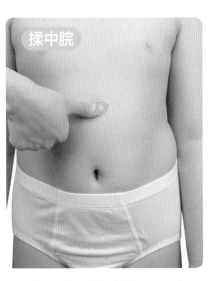

揉中脘

用拇指指端或掌根按揉，50 次。

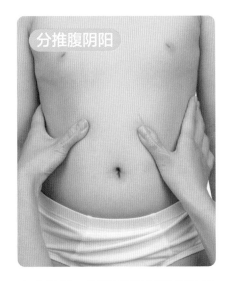

分推腹阴阳

宝宝仰卧，用两拇指指端沿肋弓角边缘或自中脘至脐，向两旁分推，50 次。

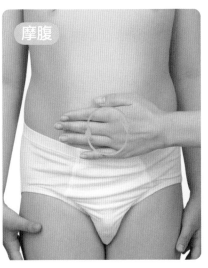

摩腹

在宝宝脐部及其周围用掌揉法，腹部有温热感即可。

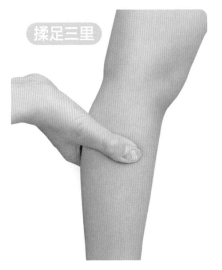

揉足三里

用拇指指端或指腹着力，稍用力按揉，100 次。

小儿疳积

疳是指宝宝因饮食失调、喂养不当，导致脾胃虚损，宝宝往往形体消瘦，毛发枯焦，发育迟缓。积是指宝宝因伤乳食，导致乳食停滞不化、食欲不佳、食而不化。多见于 5 岁以下的宝宝。

揉板门

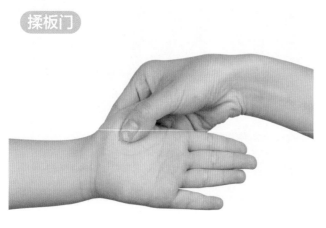

一手固定宝宝的手掌，用拇指指端按揉，100 次。

揉中脘

用拇指指端或掌根按揉，50 次。

分推腹阴阳

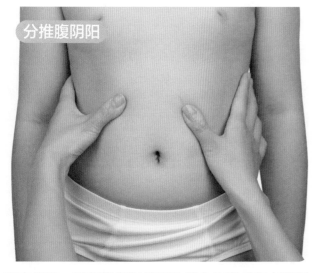

宝宝仰卧，用两拇指指端沿肋弓角边缘或自中脘至脐，向两旁分推，50 次。

揉天枢

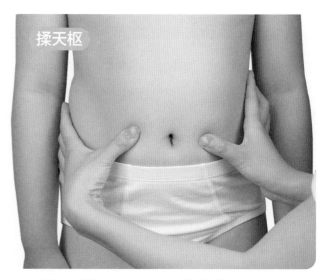

宝宝仰卧，用拇指或食、中二指指端揉，100 次。

推四横纹

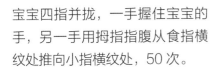

宝宝四指并拢，一手握住宝宝的手，另一手用拇指指腹从食指横纹处推向小指横纹处，50 次。

运内八卦

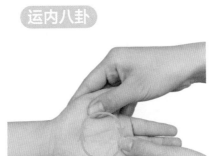

以掌心为圆心，从圆心至中指指根横纹约 2/3 处为半径作圆，用运法，顺时针方向掐运，100 次。

补脾经

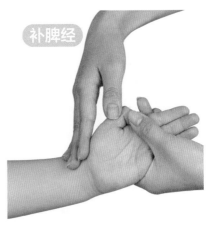

将宝宝拇指屈曲，循拇指桡侧边缘由指尖向掌根方向直推，或在拇指指腹做旋推法，100 次。

揉足三里

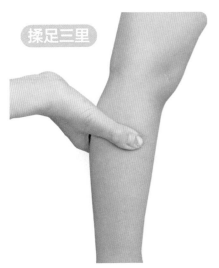

用拇指指端或指腹着力，稍用力按揉，100 次。

推三关

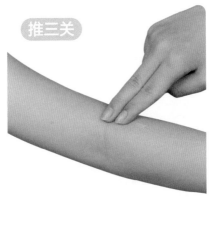

一手握住宝宝手部，另一手用拇指桡侧缘或食、中二指指腹自腕横纹推至肘横纹，100 次。

捏脊

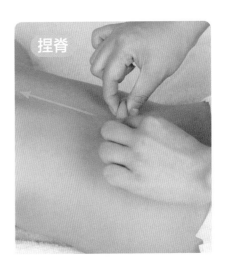

用拇指与食、中二指对称着力，自龟尾开始，双手一紧一松交替向上挤捏推至第一胸椎处，10 次。

遗尿

遗尿是指 5 岁以上的小儿，睡眠中不自觉地排尿，俗称尿床，多发生在夜间，轻者数夜一次，重者一夜数次，多因肾气不足或病后体虚、肺脾气虚所致。

补肾经

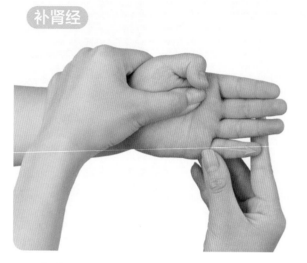

一手托住宝宝的手，手掌向上，另一手用拇指指腹旋推，或沿整个小指指根直推向指尖，100 次。

揉肾腧

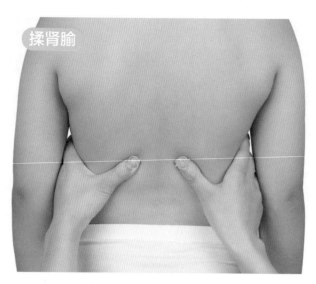

用拇指指腹着力揉动，100 次。

推三关

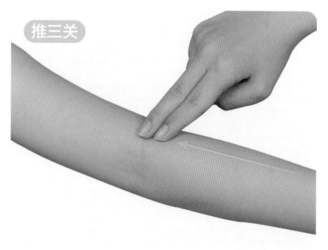

一手握住宝宝手部，另一手用拇指桡侧缘或食、中二指指腹自腕横纹推至肘横纹，100 次。

揉丹田

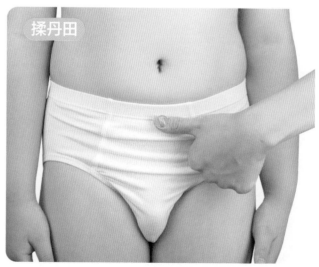

宝宝仰卧，用拇指或中指指端揉，100 次。

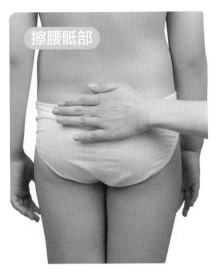

擦腰骶部

用手掌擦腰骶部，50 次。

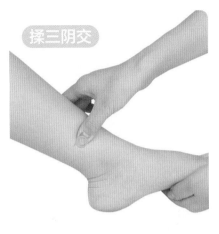

揉三阴交

用拇指或食、中二指指腹着力，稍用力按揉，100 次。

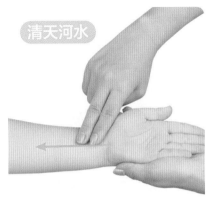

清天河水

一手托住宝宝手掌，另一手用拇指或食、中二指指腹从腕横纹推至肘横纹，100 次。

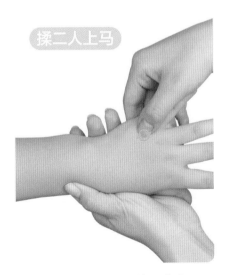

揉二人上马

一手握持宝宝手部，使手心向下，用拇指指端揉，100 次。

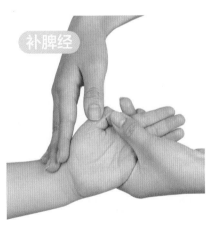

补脾经

将宝宝拇指屈曲，循拇指桡侧边缘由指尖向掌根方向直推，或在拇指指腹做旋推法，100 次。

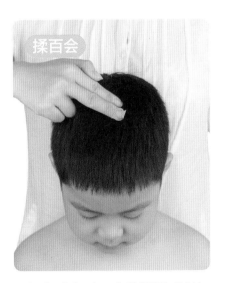

揉百会

用拇指或食、中二指指端揉，50 次。

惊风

小儿惊风是小儿时期常见的急症，主要表现为抽搐、昏迷，又称为惊厥，俗称抽风。任何季节均有可能出现。以6个月到6岁的宝宝最为常见，年龄越小发病率越高，其病情比较凶险。无论什么原因引起，未到医院前，都应尽快地控制惊厥。

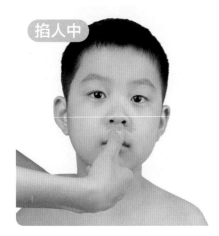

掐人中

用拇指指甲掐，称掐人中。掐3~5次或醒后即止。

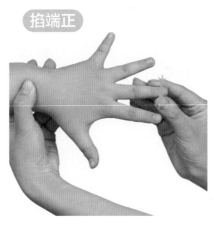

掐端正

用拇指指甲掐中指甲根两侧赤白肉处，30次。

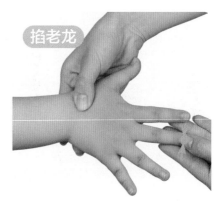

掐老龙

一手握住宝宝手部，另一手用拇指指甲掐，5次。

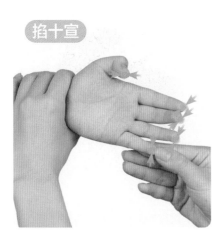

掐十宣

一手握住宝宝手部，使手掌向外，用另一手拇指指甲掐宝宝中指，然后逐指掐，掐5遍。

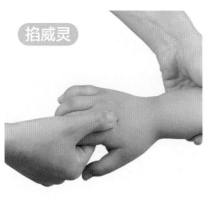

掐威灵

一手握住宝宝手部，另一手用拇指指甲掐手背食指与中指掌骨夹缝间，10次。

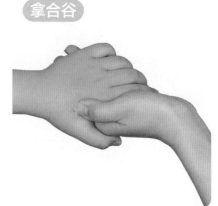

拿合谷

用拇指与食、中二指相对着力拿捏，5次。

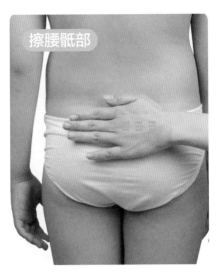

擦腰骶部

用手掌擦腰骶部，50次。

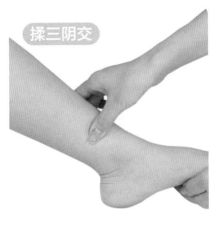

揉三阴交

用拇指或食、中二指指腹着力，稍用力按揉，100次。

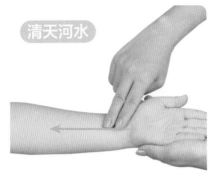

清天河水

一手托住宝宝手掌，另一手用拇指或食、中二指从腕横纹推至肘横纹，100次。

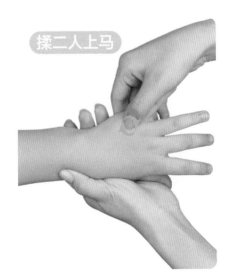

揉二人上马

一手握持宝宝手部，使手心向下，用拇指指端揉，100次。

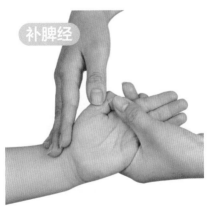

补脾经

将宝宝拇指屈曲，循拇指桡侧边缘由指尖向掌根方向直推，或在拇指指腹做旋推法，100次。

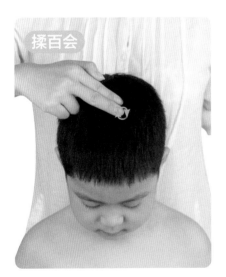

揉百会

用食、中二指指端揉，50次。

夜啼　宝宝在晚上睡眠时，出现间歇哭闹或抽泣，这就是夜啼。有的宝宝则表现为白天如常，入夜则啼哭不安，或每夜定时啼哭。引起夜啼的原因很多，如果是疾病所致，应该及早治疗；如果属于非疾病性夜啼，日常调养很有必要。

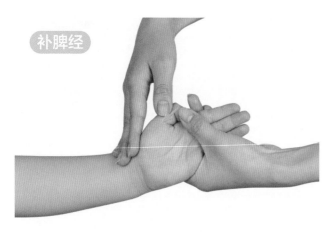

补脾经

将宝宝拇指屈曲，循拇指桡侧边缘由指尖向掌根方向直推，或在拇指指腹做旋推法，100 次。

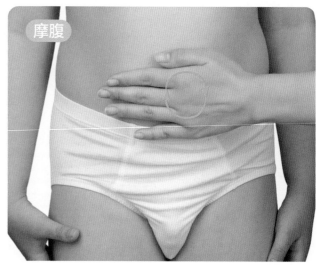

摩腹

在宝宝脐部及其周围用掌揉法，腹部有温热感即可。

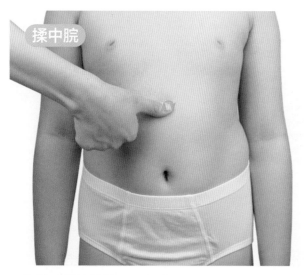

揉中脘

用指端或掌根按揉，100 次。

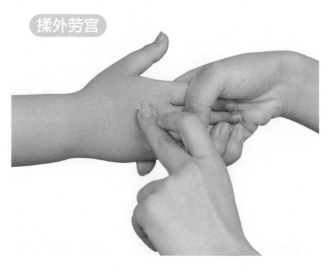

揉外劳宫

一手持宝宝四指，掌背向上，另一手用中指指端揉，100 次。

揉一窝风

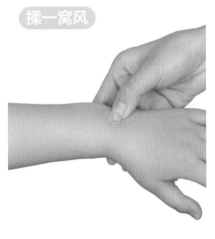

一手持宝宝手部，用拇指指端按揉，100 次。

清肝经

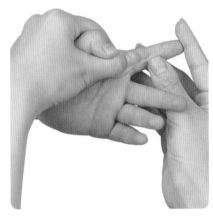

由食指掌面末节指纹推向指尖，50 次。

揉小天心

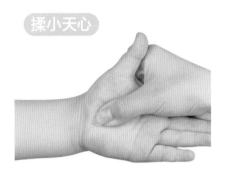

一手握住宝宝四指，掌心向上，用拇指指端揉，100 次。

揉内劳宫

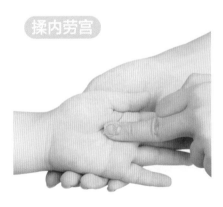

一手持宝宝四指令掌心向上，另一手用中指指端揉，100 次。

揉百会

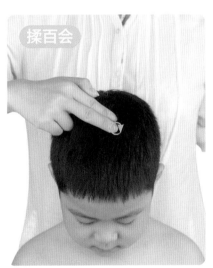

用食、中二指指端揉，50 次。

掐五指节

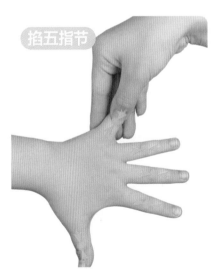

用拇指指甲逐个掐，10 次。

注意力缺陷多动障碍

注意力缺陷多动障碍又称为小儿多动症，是指小儿智力正常或接近正常，有不同程度的学习困难、自我控制能力弱、活动过多、注意力不集中、情绪不稳定和行为异常等症状，是由多种生物因素、心理因素及社会因素等原因引起的。中医认为本病的发病多由肾经虚衰、阴虚阳亢、虚风内动所致。

补肾经

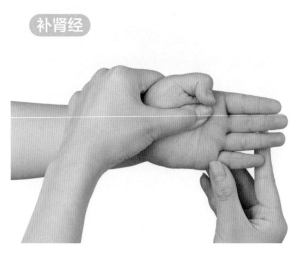

一手托住宝宝的手，手掌向上，另一手用拇指指腹旋推，或沿整个小指指根直推向指尖，100 次。

揉二人上马

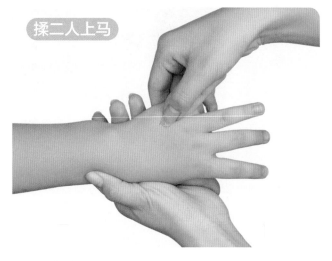

一手握持宝宝手部，使手心向下，另一手用拇指指端揉，100 次。

清肝经

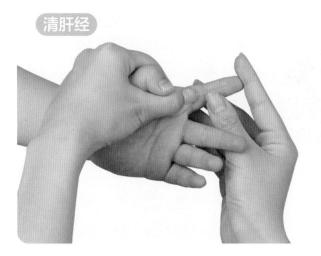

由食指掌面末节横纹推向指尖，100 次。

摩腹

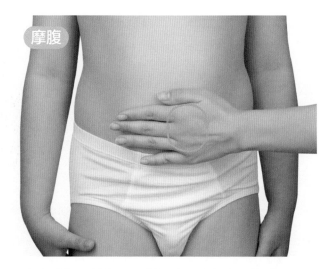

在宝宝脐部及其周围用掌揉法，腹部有温热感即可。

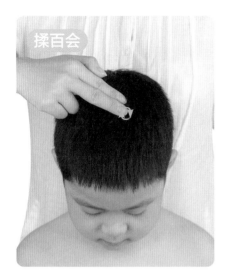

用食、中二指指端揉，50 次。

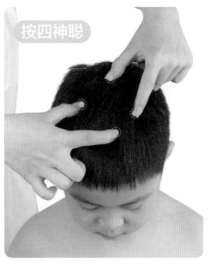

用拇指、食指指腹点按，50 次。

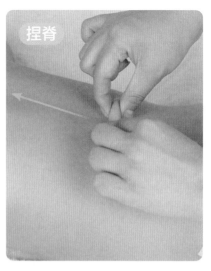

用拇指与食、中二指对称着力，自龟尾开始，双手一紧一松交替向上挤捏推进至第一胸椎处，5 遍。

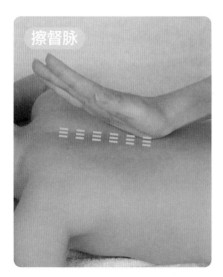

用掌面擦整条经络，10 次。

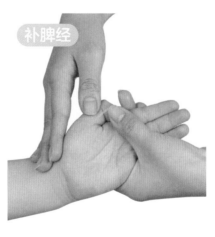

将宝宝拇指屈曲，循拇指桡侧边缘由指尖向掌根方向直推，或在拇指指腹做旋推法，100 次。

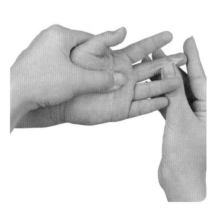

一手托住宝宝的手，手掌向上，另一手用拇指由指根推向指尖，50 次。

近视

一般儿童近视，多数属于"假性近视"，是由于用眼过度、眼肌调节不良而引起的一种功能性近视。如果不及时进行矫治，就会发展成真性近视。推拿治疗假性近视有一定效果，越早干预，效果越好。

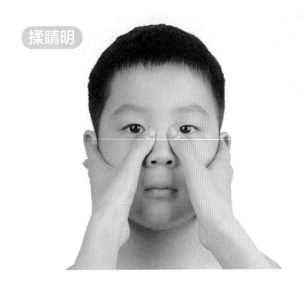

揉睛明

用两拇指指腹按揉，100 次。

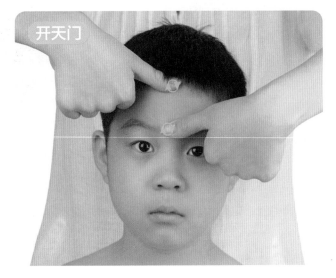

开天门

用两拇指指腹从眉心推向前额发际处，100 次。

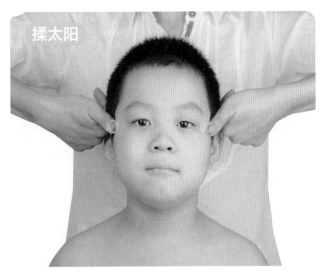

揉太阳

用两拇指指腹按揉，100 次。

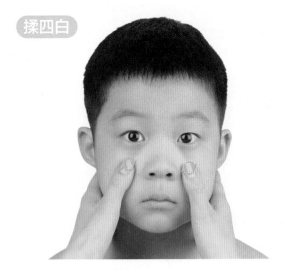

揉四白

用拇指或食指指腹按揉，100 次。

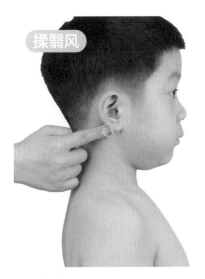

揉翳风

用食指指腹按揉，100 次。

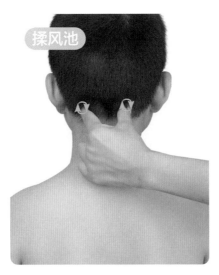

揉风池

用拇指和食指对称按揉，100 次。

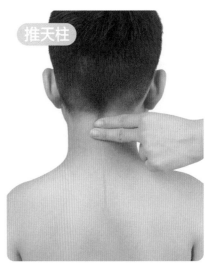

推天柱

用拇指或食、中二指指腹自上向下直推，100 次。

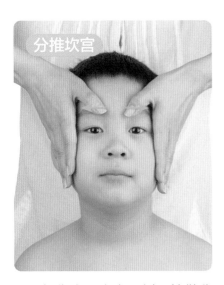

分推坎宫

用两拇指自眉心向两侧眉梢做分推，100 次。

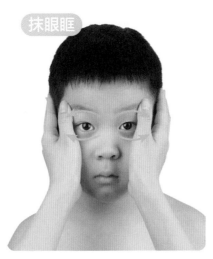

抹眼眶

用两拇指指腹从眼角刮至眼尾，上下各 50 次。

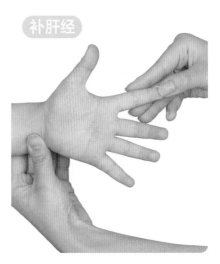

补肝经

一手托住宝宝的手掌，手掌向外，用另一手拇指指腹顺时针旋转按揉宝宝食指指腹，100 次。

针对宝宝的非器质性病变引起的呕吐，常见表现为饭后呕吐、呕吐物酸臭或呈清稀样黏液，时有恶心、嗳气、脘腹胀痛、不思进食等。多由饮食过量、进食过杂、过食生冷不洁食物引起。因此，推拿治疗小儿呕吐的原则是调理肠胃、和降胃气。

伤食吐

因宝宝饮食无节、过食油腻等物，以致壅塞中脘，肚腹胀热，恶食口臭，频吐酸黏，身体潮热。

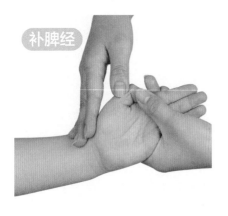

将宝宝拇指屈曲，循拇指桡侧边缘由指尖向掌根方向直推，或在拇指指腹做旋推法，100 次。

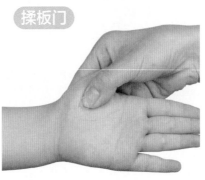

一手固定宝宝的手掌，用拇指指端按揉，100 次。

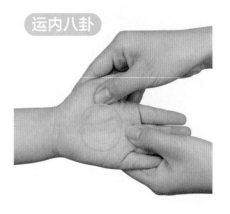

以掌心为圆心，从圆心至中指根横纹约 2/3 处为半径作圆，用运法，顺时针方向掐运，100 次。

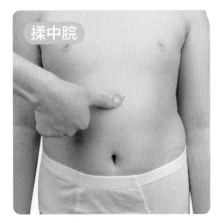

用拇指指端或掌根按揉，100 次。

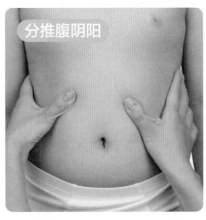

宝宝仰卧，用两拇指指端沿肋弓角边缘或自中脘至脐，向两旁分推，50 次。

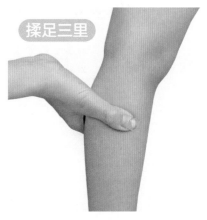

用拇指指端或指腹着力，稍用力按揉，100 次。

热吐

宝宝胃有积食，食后即吐，呕吐物夹有黄黏水，气味酸臭，伴有口苦、渴欲冷饮、睡眠不安等。

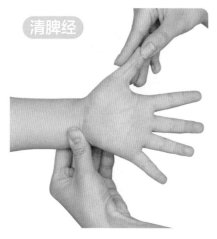

清脾经

宝宝拇指伸直，一手托住宝宝的手，另一手用拇指指端由宝宝指根推向指尖方向直推，100 次。

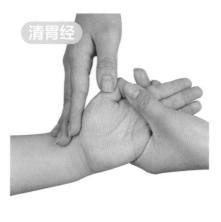

清胃经

一手托住宝宝的手，手掌向上，另一手用拇指或食指自宝宝掌根推至拇指根，100 次。

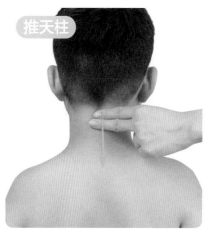

推天柱

用拇指或食、中二指指腹自上向下直推，50 次。

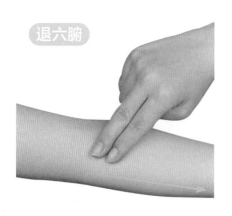

退六腑

一手握住宝宝桡侧腕关节，用另一手拇指或食、中二指指腹在前臂尺侧，由肘横纹起推至腕横纹，100 次。

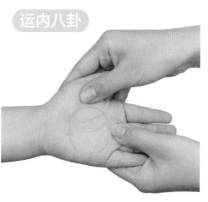

运内八卦

以掌心为圆心，从圆心至中指指根横纹约 2/3 处为半径作圆，用运法，顺时针方向掐运，100 次。

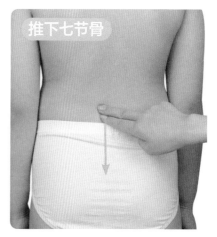

推下七节骨

用拇指指腹桡侧面或食、中二指指腹着力，自上向下做直推，50 次。

寒吐

　　宝宝因脾胃虚寒而引起的呕吐。饮食后间隔较长时间才吐，呕吐物多不消化，无臭味，伴有腹隐痛、大便稀溏，或四肢厥冷等。

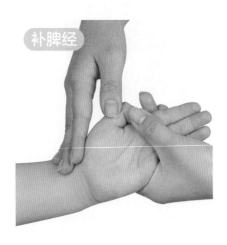

补脾经

将宝宝拇指屈曲，循拇指桡侧边缘由指尖向掌根方向直推，或在拇指指腹做旋推法，100 次。

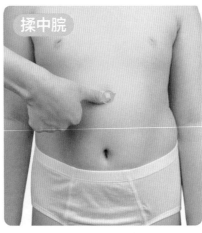

揉中脘

用拇指指端或掌根按揉，100 次。

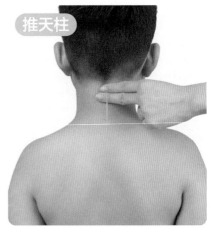

推天柱

用拇指或食、中二指指腹自上向下直推，100 次。

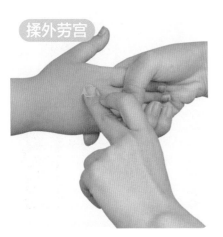

揉外劳宫

一手持宝宝四指，掌背向上，另一手用中指指端揉，100 次。

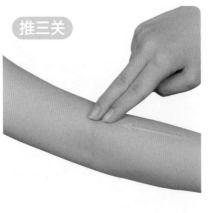

推三关

一手握住宝宝手部，另一手用拇指桡侧缘或食、中二指指腹自腕横纹推至肘横纹，100 次。

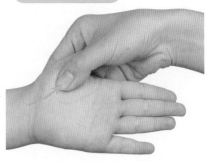

横纹推向板门

一手握住宝宝手部，用拇指指端从腕横纹推向板门，50 次。

肠套叠

肠套叠是常见的消化道疾病，婴儿为高发人群，其中以 4~10 个月的宝宝居多。这个时期是宝宝添加辅食及增加乳量的时期，也是肠套叠发病高峰期。注意观察宝宝是否出现阵发性腹痛、呕吐、便秘、腹胀及肠部肿块。

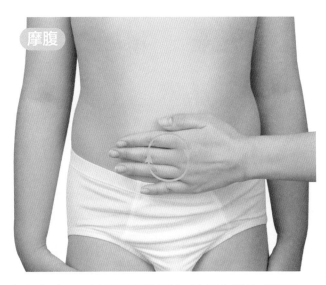

摩腹

在宝宝脐部及其周围用掌揉法，腹部有温热感即可。

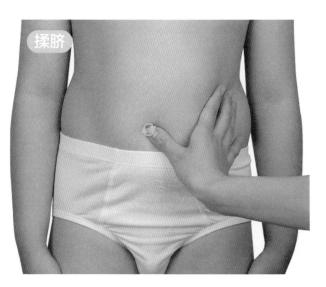

揉脐

宝宝仰卧，用拇指指端或掌根揉，100 次。

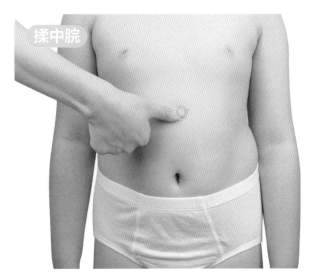

揉中脘

用拇指指端或掌根按揉，100 次。

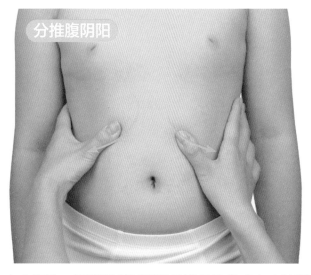

分推腹阴阳

宝宝仰卧，用两拇指指端沿肋弓角边缘或自中脘至脐向两旁分推，50 次。

腹痛

腹痛是宝宝经常出现的疾病，也是疾病症状的表现。导致腹痛的疾病可分为器质性和功能性。在排除器质性腹痛后，功能性腹痛要精心调养。

基础推拿方

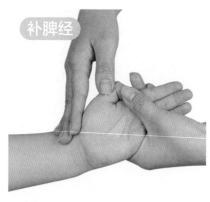

补脾经

将宝宝拇指屈曲，循拇指桡侧边缘由指尖向掌根方向直推，或在拇指指腹做旋推法，100 次。

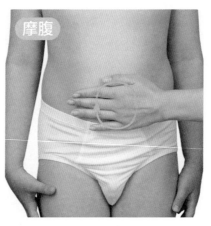

摩腹

在宝宝脐部及其周围用掌揉法，腹部有温热感即可。

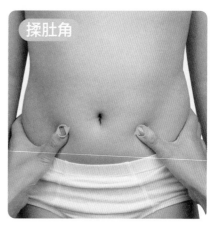

揉肚角

使宝宝仰卧，用拇指指端按揉，50 次。

寒痛

由于护理不当、衣被单薄，腹部为风寒所侵，或因过食生冷瓜果，导致腹部拘急疼痛。

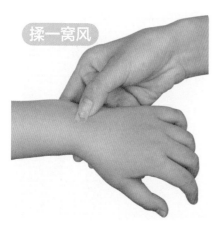

揉一窝风

一手握持宝宝手部，用拇指指端按揉，100 次。

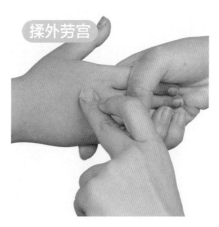

揉外劳宫

一手持宝宝四指，掌背向上，另一手用中指指端揉，100 次。

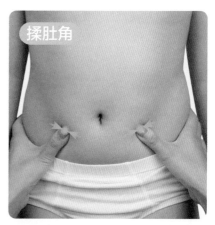

揉肚角

使宝宝仰卧，用拇指指端按揉，50 次。

伤食

脘腹胀满，疼痛不能按，食欲不佳导致的腹痛。

清大肠

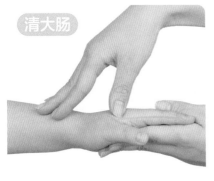

将宝宝食指固定于一手虎口内，另一手用拇指外侧缘推之，自指根推向指尖，100 次。

推四横纹

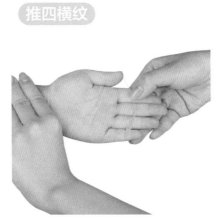

宝宝四指并拢，一手握住宝宝的手，另一手用拇指指腹从食指横纹处推向小指横纹处，50 次。

清板门

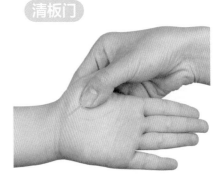

一手固定宝宝的手掌，用拇指指端自指根推向腕横纹，再推回指根，50 次。

脾胃虚寒

起病缓慢，但腹痛时间绵延，病程长，面色少华，手足清冷。

揉外劳宫

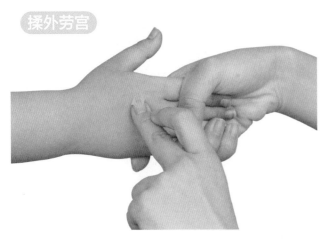

一手持宝宝四指，令掌背向上，另一手用中指指端揉，100 次。

运内八卦

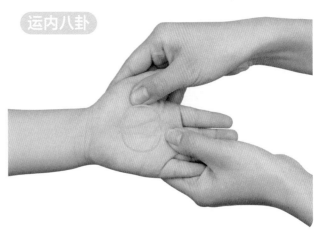

以掌心为圆心，从圆心至中指指根横纹约 2/3 处为半径作圆，用运法，顺时针方向掐运，50 次。

小儿先天不足

出生时的低体重儿先天发育不良，各系统功能较弱，不仅对体格发育有很大影响，还会对智能发育产生不良影响。坚持给宝宝做日常推拿，对促进宝宝发育、强健身体有很大帮助。

补肾经

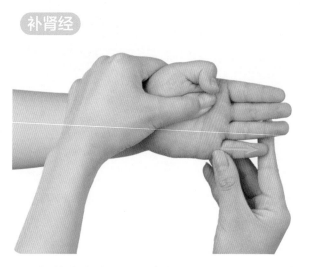

一手托住宝宝的手，手掌向上，另一手用拇指指腹旋推，或沿整个小指指根直推向指尖，100 次。

补脾经

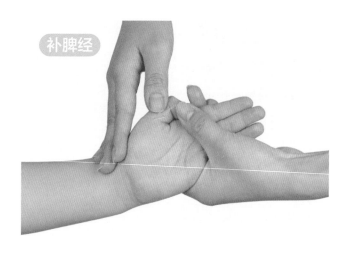

将宝宝拇指屈曲，循拇指桡侧边缘由指尖向掌根方向直推，或在拇指指腹做旋推法，100 次。

补心经

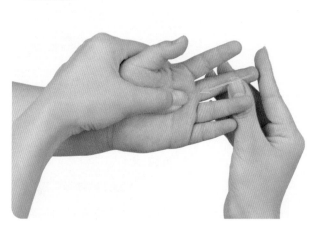

一手托住宝宝的手，手掌向上，另一手用拇指由指尖推向指根，100 次。

揉百会

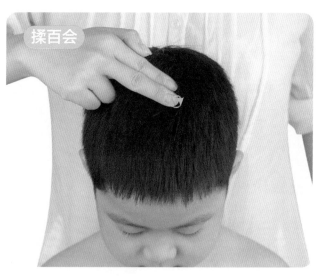

用食、中二指指端揉，50 次。

揉小天心

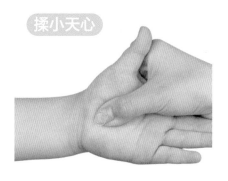

一手握住宝宝四指，掌心向上，用拇指或中指指端揉，100 次。

揉二人上马

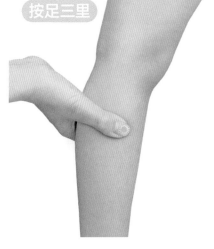

一手握持宝宝手部，使手心向下，另一手用拇指指端揉，100 次。

按足三里

用拇指指端或指腹着力，稍用力按揉，100 次。

按涌泉

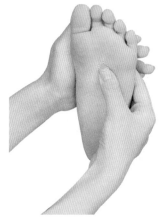

用拇指指腹着力，稍用力按，100 次。

按三阴交

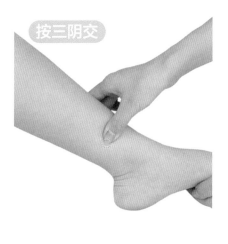

用拇指或食、中二指的指腹着力，稍用力按，100 次。

捏脊

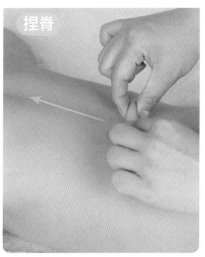

用拇指与食、中二指对称着力，自龟尾开始，双手一紧一松交替向上挤捏推进至第一胸椎处，10 次。

鹅口疮

鹅口疮是指因真菌感染导致的，以宝宝口腔黏膜、舌黏膜破溃成白色糜点为特征的病变，本病多见于婴幼儿，常伴有烦闹啼哭、吮乳困难等。

清天河水

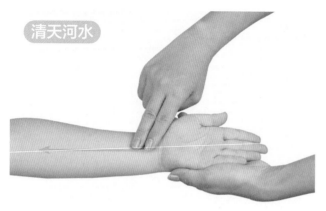

一手托宝宝手掌，另一手拇指或食、中二指从腕横纹推至肘横纹，100 次。

退六腑

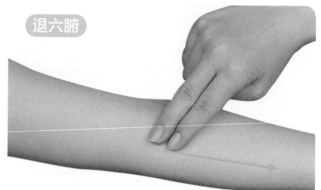

一手握住宝宝桡侧腕关节，另一手用拇指或食、中二指指腹在前臂尺侧，由肘横纹起推至腕横纹，50次。

清肝经

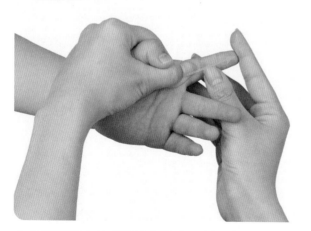

由食指掌面末节指纹推向指尖，100 次。

清心经

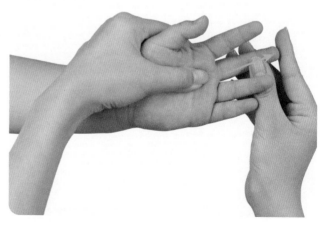

一手托住宝宝的手，手掌向上，另一手用拇指由指根推向指尖，50 次。

掐少商

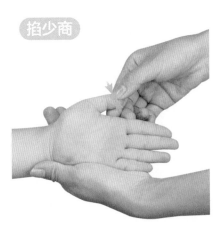

用拇、食二指掐宝宝拇指桡侧指甲根角处，50次。

捏脊

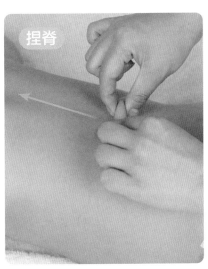

用拇指与食、中二指对称着力，自龟尾开始，双手一紧一松交替向上挤捏推进至第一胸椎处，10次。

按大椎

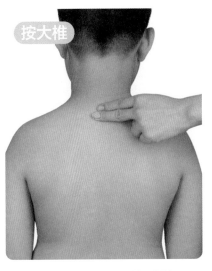

用拇指或食、中二指指端按压，50次。

揉小天心

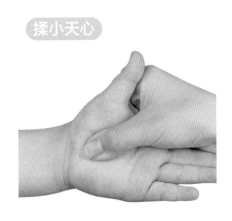

一手握住宝宝四指，使其掌心向上，用拇指指端揉，100次。

揉涌泉

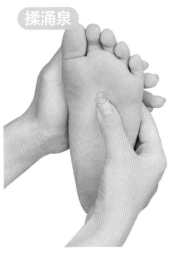

用拇指指腹着力，稍用力按揉，100次。

水底捞月

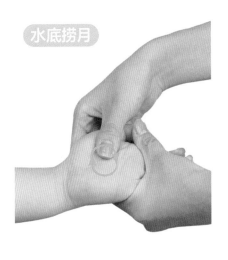

一手握住宝宝四指，将掌面向上，另一手用拇指指腹着力，紧贴宝宝掌心旋推，50次。

口腔溃疡　口腔溃疡多是口腔黏膜发生的炎症性病变，常见于上呼吸道感染或心火过旺，容易引发宝宝进食、吃奶不畅。推拿辅助治疗应以清热泻火、消肿止痛为主。

清心经

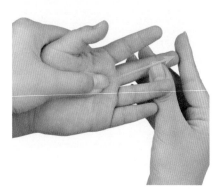

一手托住宝宝的手，手掌向上，另一手用拇指由指根推向指尖，50 次。

清胃经

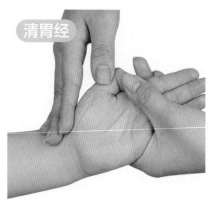

一手托住宝宝的手，手掌向上，另一手用拇指或食指自掌根推至拇指根，100 次。

大推天河水

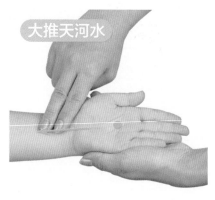

一手拇指按于内劳宫，另一手用拇指或食、中二指从内劳宫向上推至肘横纹为大推天河水。

清小肠

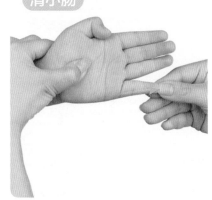

一手握住宝宝手掌，另一手在宝宝手掌外侧由小拇指指根直推向指尖，50 次。

推小横纹

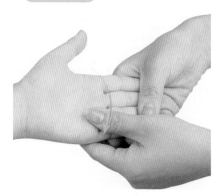

一手将宝宝四指并拢，另一手用拇指桡侧从食指横纹处推向小指横纹处，50 次。

推大横纹

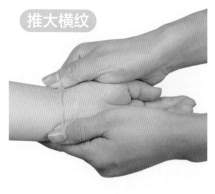

两拇指置宝宝掌后横纹中央，由总筋向两旁分推，50 次。

流涎

小儿流涎是宝宝常见疾病之一，多见于 1 岁左右的婴儿，常发生于断奶前后，是一种以流口水较多为特征的病症。

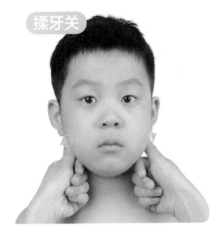

揉牙关

用拇指或中指揉，50 次。

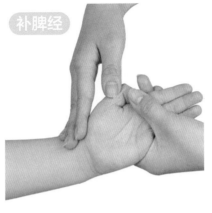
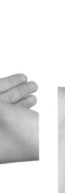

补脾经

将宝宝拇指屈曲，循拇指桡侧边缘由指尖向掌根方向直推，或在拇指指腹做旋推法，100 次。

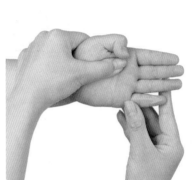

补肾经

一手托住宝宝的手，手掌向上，另一手用拇指指腹旋推，或沿整个小指指根直推向指尖，100 次。

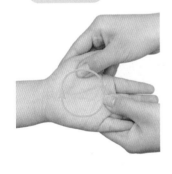

运内八卦

以掌心为圆心，从圆心至中指指根横纹约 2/3 处为半径作圆，用运法，顺时针方向掐运，100 次。

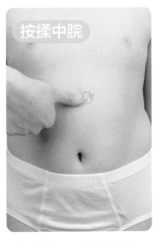

按揉中脘

用拇指指端或掌根按揉，50 次。

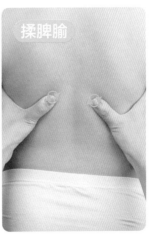

揉脾腧

用拇指指腹着力，在一侧或两侧脾腧上揉动，50 次。

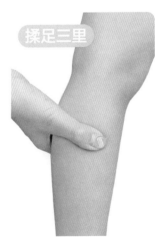

揉足三里

用拇指指端或指腹着力按揉，50 次。

鼻炎

小儿鼻炎是由于病毒、细菌、过敏原（如尘螨、花粉）等感染或非感染因素刺激引起的鼻黏膜炎症，具有鼻塞、流涕、鼻痒、喷嚏等常见鼻部症状。鼻炎可以分为过敏性鼻炎（又称变应性鼻炎）、感染性鼻炎、非过敏性鼻炎、非感染性鼻炎。其中最常见的为过敏性鼻炎。

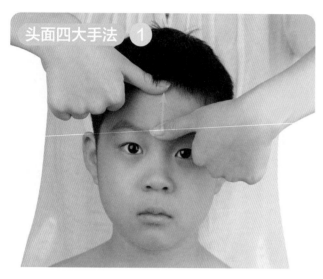

开天门，用两拇指指腹自眉心起，交替向上直推至前发际，50 次。

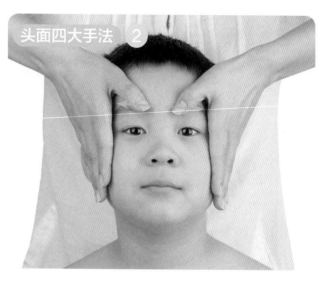

推坎宫，用两拇指自眉心向两侧眉梢做分推，50 次。

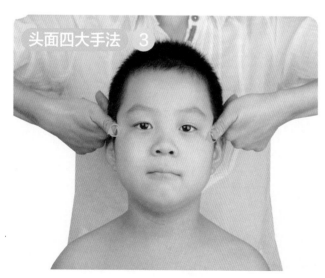

揉太阳，用两拇指指端揉，50 次。

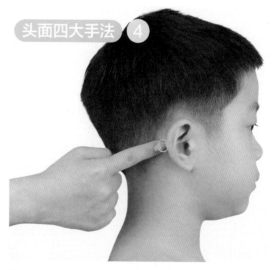

揉耳后高骨，用食指或中指指端揉，50 次。

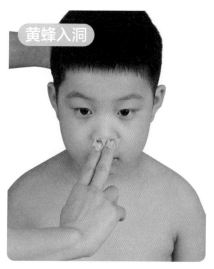

揉迎香

用食指和中指指端按揉，50 次。

黄蜂入洞

一手轻扶宝宝头部，另一手用食、中二指指端着力，紧贴在宝宝两鼻孔下缘处，反复揉动，50 次。

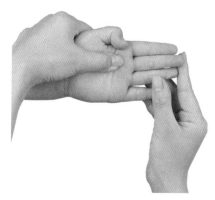

清肺经

一手托住宝宝的手，手掌向上，另一手用拇指由指根推向指尖，100 次。

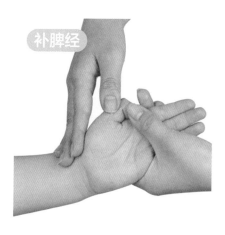

补脾经

将宝宝拇指屈曲，循拇指桡侧边缘由指尖向掌根方向直推，或在拇指指腹做旋推法，100 次。

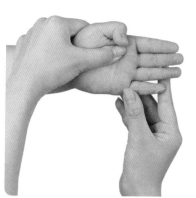

补肾经

一手托住宝宝的手，手掌向上，另一手用拇指指腹旋推，或沿整个小指指根直推向指尖，100 次。

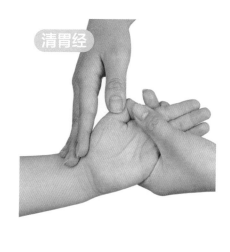

清胃经

一手托住宝宝的手，手掌向上，另一手用拇指或食指自掌根推至拇指根，50 次。

湿疹

小儿湿疹发病的主要原因是对食物、吸入物或接触物不耐受或过敏。患有湿疹的宝宝起初皮肤发红，出现皮疹，继之皮肤粗糙、脱屑，遇湿、遇热都可加重湿疹。

清肺经

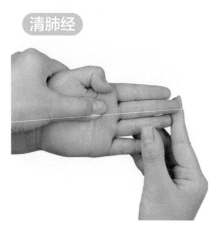

一手托住宝宝的手，手掌向上，另一手用拇指由指根推向指尖，100 次。

清大肠

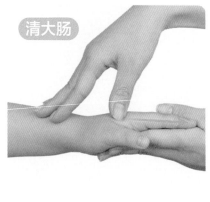

将宝宝食指固定于一手虎口内，用另一手拇指外侧缘推之，自指根推向指尖，100 次。

拿百虫

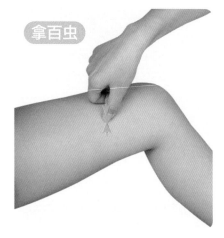

用拇指与食、中二指指端着力提拿，50 次。

按足三里

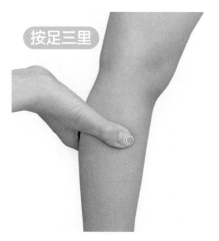

用拇指指端或指腹着力，稍用力按揉，100 次。

揉板门

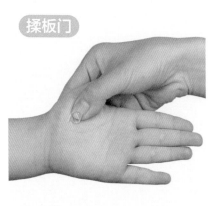

一手固定宝宝的手掌，用拇指端按揉，100 次。

掐揉曲池

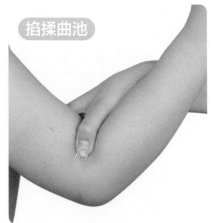

宝宝屈肘，一手托住其腕部，另一手握住宝宝肘部，用拇指指甲先掐再揉，10 次。

拿血海

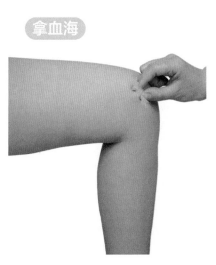

用拇指和食、中二指对称提拿，50 次。

揉阴陵泉

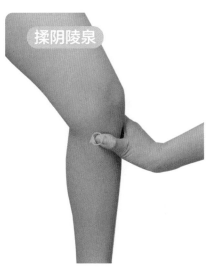

用拇指指腹按揉，50 次。

揉三阴交

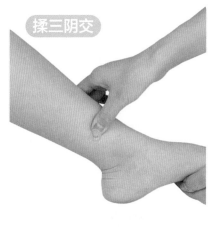

用拇指或食、中二指指腹着力，稍用力按揉，100 次。

清天河水

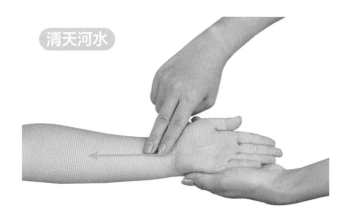

一手握宝宝手掌，另一手用拇指或食、中二指从腕横纹推至肘横纹，100 次。

推下七节骨

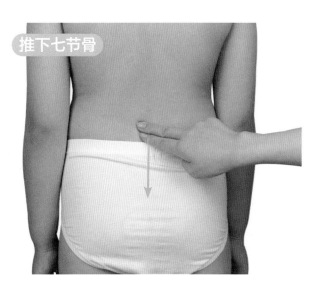

用拇指桡侧面或食、中二指指腹着力，自上向下做直推，200 次。

小儿汗证

小儿汗证是指在安静状态下，全身或局部无故出汗过多，甚至大汗淋漓，为异常出汗。多见于 5 岁以下宝宝。汗证分为自汗及盗汗两类：睡中出汗，醒时汗止，为盗汗，多为阴虚；若不分时辰，无故出汗，为自汗，多为阳虚。小儿常以自汗、盗汗并见，总的治疗原则是调和阴阳。

清心经

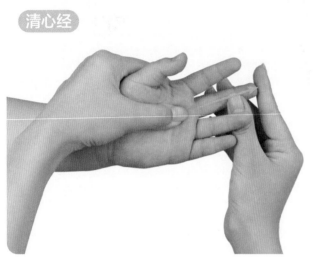

一手托住宝宝的手，手掌向上，另一手用拇指由指根推向指尖，50 次。

清天河水

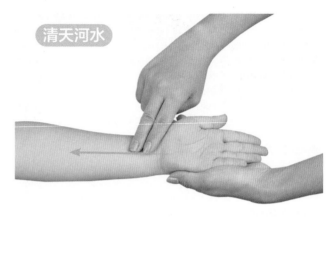

一手握住宝宝手掌，另一手用拇指或食、中二指从腕横纹推至肘横纹，100 次。

清肺经

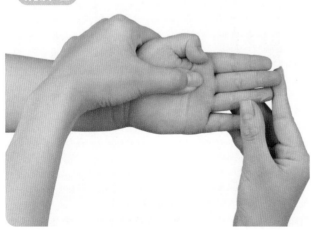

一手托住宝宝的手，手掌向上，另一手用拇指由指根推向指尖，100 次。

清板门

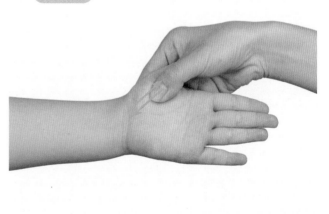

一手固定宝宝的手掌，用拇指指端自指根推向腕横纹，再推回指根，50 次。

揉肾顶

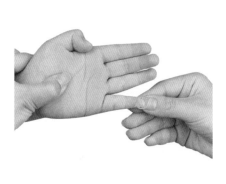

用拇指指端按揉，100 次。

擦风池

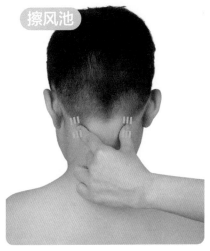

用拇指和食指对擦，100 次。

揉二人上马

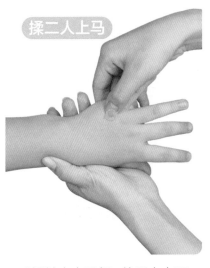

一手握持宝宝手部，使手心向下，另一手用拇指指端揉，100 次。

补脾经

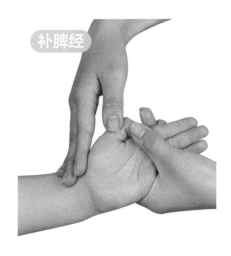

将宝宝拇指屈曲，循拇指桡侧边缘由指尖向掌根方向直推，或在拇指指腹做旋推法，100 次。

揉太阳

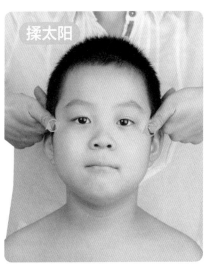

用两拇指指端揉，100 次。

运内劳宫

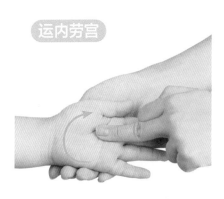

一手握住宝宝的手，另一手用中指指腹自小指根运推，经掌小横纹、小天心至内劳宫止，100 次。

扁桃体炎

扁桃体作为呼吸道的"门户"，当细菌、病毒来临时，扁桃体首当其冲。一旦人的抵抗力下降，细菌、病毒就会在此大量繁殖，扁桃体就会发炎。发炎的扁桃体充血、肿胀、化脓。随着扁桃体的发育成熟，宝宝2岁以后扁桃体常会发炎，4~6岁为扁桃体炎高峰期。

清肺经

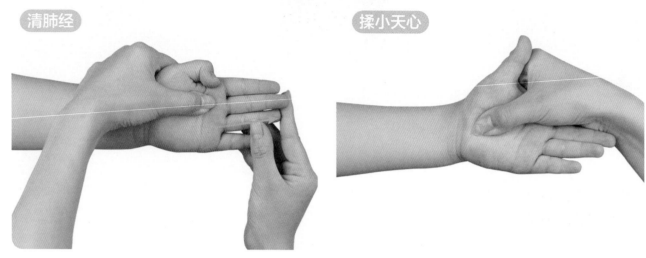

一手托住宝宝的手，手掌向上，另一手用拇指由指根推向指尖，100次。

揉小天心

一手持宝宝四指，掌心向上，用拇指指端揉，100次。

掐少商

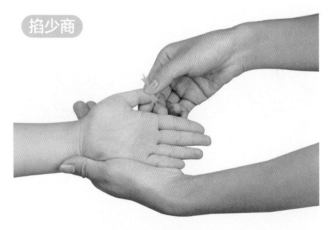

用拇、食二指掐宝宝拇指桡侧指甲根角处，50次。

揉一窝风

一手持宝宝手部，用拇指或中指指端按揉，100次。

揉二人上马

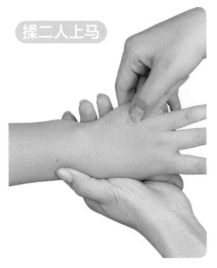

一手握持宝宝手部，使手心向下，另一手用拇指指端揉，100次。

掐十宣

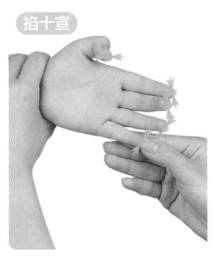

一手握住宝宝手部，使手掌向外，拇指向上，另一手用拇指指甲掐宝宝中指，然后逐指掐，5遍。

清天河水

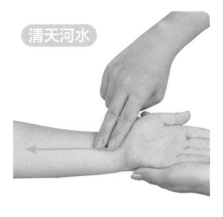

一手握住宝宝手掌，另一手用拇指或食、中二指从腕横纹推至肘横纹，100次。

推三关

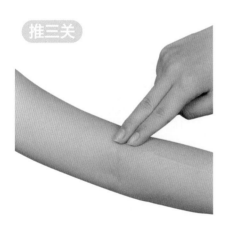

一手握住宝宝手部，另一手用拇指桡侧缘或食、中二指指腹自腕横纹推至肘横纹，100次。

补肾经

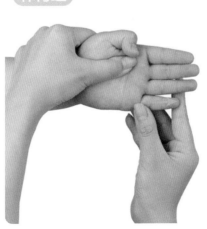

一手托住宝宝的手，手掌向上，另一手用拇指指腹旋推，或沿整个小指指根直推向指尖，100次。

补脾经

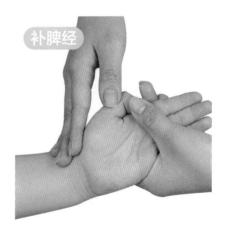

将宝宝拇指屈曲，循拇指桡侧边缘由指尖向掌根方向直推，或在拇指指腹做旋推法，100次。

弱视

学龄前是治疗弱视的最佳时期,应抓住宝宝视力异常的苗头,如经常眯眼看东西、喜欢近距离看东西;看东西时出现歪头、斜视;经常诉眼睛痛,经常流泪、怕光。治愈弱视,不仅要提升视力,更重要的是通过小儿推拿等方法恢复弱视宝宝的视觉功能。

按晴明

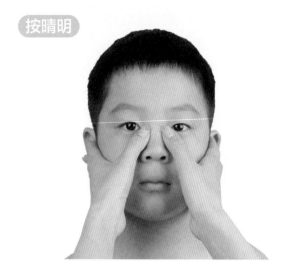

用两拇指或食指按,100 次。

开天门

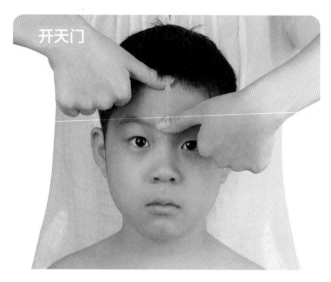

用两拇指指腹自眉心起,交替向上直推至前发际,100 次。

按鱼腰

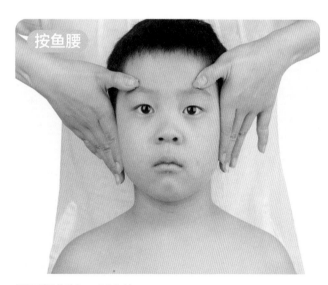

用两拇指按,100 次。

揉太阳

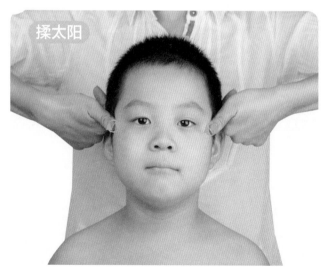

用两拇指指端揉,100 次。

按承泣

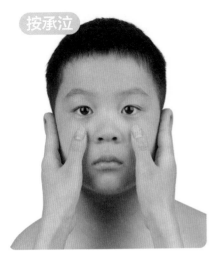

用两拇指或食指按，100 次。

揉二人上马

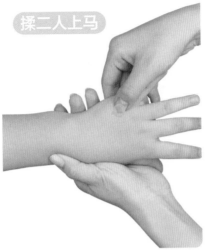

一手握持宝宝手部，使手心向下，另一手用拇指指端揉，100 次。

调五经

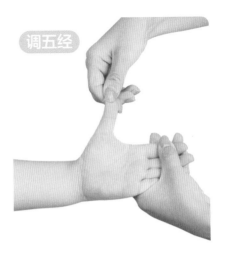

一手握住宝宝四指以固定，另一手用拇指指甲逐一掐揉，每穴10 次。

揉小天心

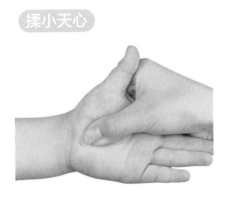

一手握住宝宝四指，使其掌心向上，用拇指指端揉，100 次。

拿风池

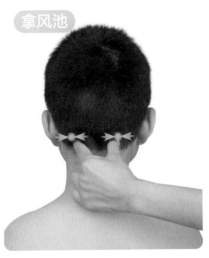

用拇指和食指同时拿捏两侧风池，50 次。

牵拉耳郭

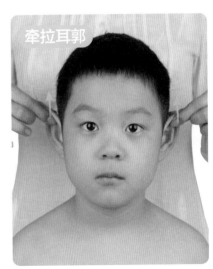

用拇、食二指轻轻牵拉 20 次。

荨麻疹

小儿荨麻疹通常表现为红斑、大小不等的风团伴剧烈瘙痒，之所以称其为"风团"，是因为皮疹像风一样来得快，消退也快。荨麻疹在各个年龄皆可发病，在儿童中发病率比较高，特别是5~10岁最常见。日常生活中应注重预防发作，对于明确病因的患儿应避免接触诱发因素。

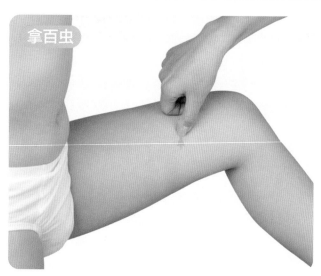

拿百虫

用拇指与食、中二指指端着力提拿，100次。

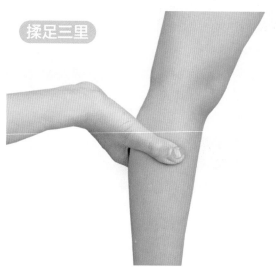

揉足三里

用拇指指端或指腹着力，稍用力按揉，100次。

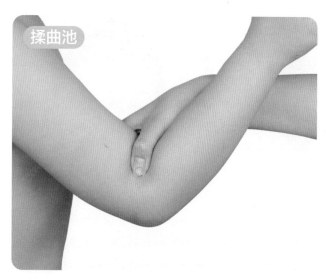

揉曲池

宝宝屈肘，一手托住其腕部，另一手握住宝宝的肘部，用拇指指端揉，100次。

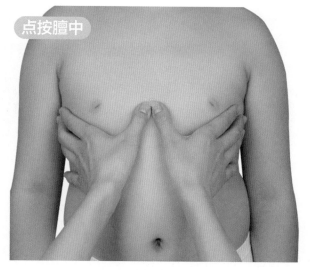

点按膻中

宝宝仰卧，用拇指指端按揉，50次。

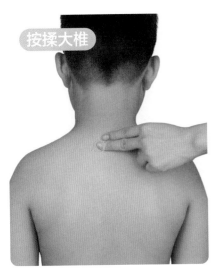

按揉大椎

用拇指或食、中二指指端按揉，50 次。

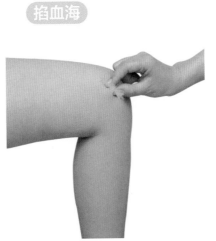

掐血海

用拇指和食指指端掐揉，50 次。

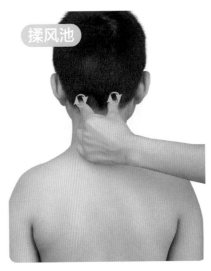

揉风池

用拇指和食指同时按揉两侧风池，50 次。

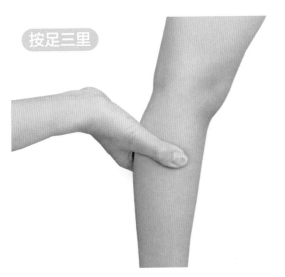

按足三里

用拇指指端或指腹着力，稍用力按，100 次。

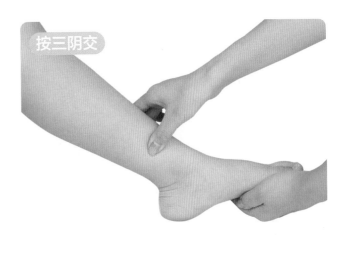

按三阴交

用拇指或食、中二指指腹着力，稍用力按，100 次。

贫血

小儿贫血有很多种，缺铁性贫血是最常见的一种。缺铁性贫血是由于机体对铁的需求与供给失衡，导致血红蛋白合成减少的一种贫血，以 6 个月至 2 岁宝宝最多见。宝宝往往面黄或苍白、口唇色淡、指甲淡白、体倦乏力、食欲缺乏等。推拿调理贫血以健脾补肾、益气养血为原则。

补脾经

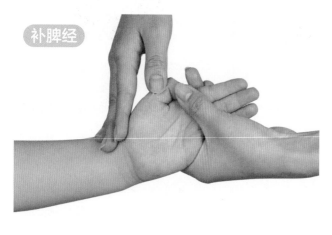

补肾经

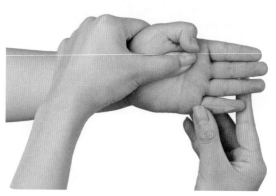

将宝宝拇指屈曲，循拇指桡侧边缘由指尖向掌根方向直推，或在拇指指腹做旋推法，100 次。

一手托住宝宝的手，手掌向上，另一手用拇指指腹旋推，或沿整个小指指根直推向指尖，100 次。

捏脊

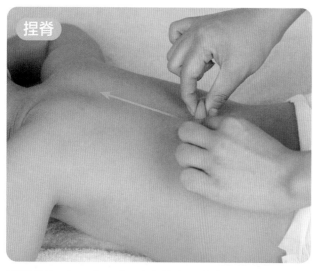

摩腹

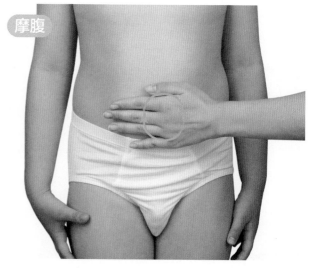

用拇指与食、中二指对称着力，自龟尾开始，双手一紧一松交替向上挤捏推进至第一胸椎处，10 次。

在宝宝脐部及其周围用掌揉法，腹部有温热感即可。

运内八卦

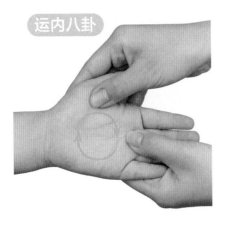

以掌心为圆心，从圆心至中指指根横纹约 2/3 处为半径作圆，用运法，顺时针方向掐运，100 次。

揉板门

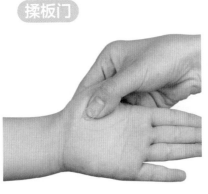

一手固定宝宝的手掌，用拇指指端按揉，100 次。

按揉足三里

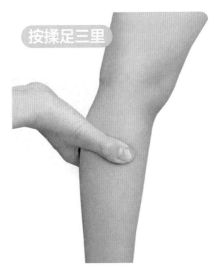

用拇指指端或指腹着力，稍用力按揉，100 次。

揉神门

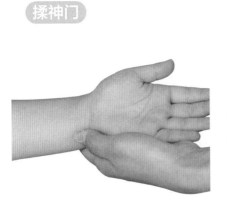
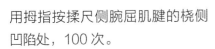

用拇指按揉尺侧腕屈肌腱的桡侧凹陷处，100 次。

揉总筋

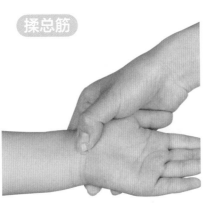

用拇指按揉腕掌侧远端横纹中，掌长肌腱与桡侧腕屈肌腱之间凹陷处，100 次。

揉二人上马

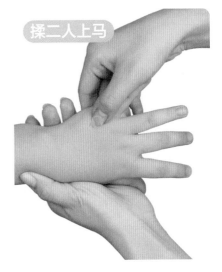

一手握持宝宝手部，使手心向下，另一手用拇指指端揉，100 次。

手足口病

手足口病是由肠道病毒引起的传染病，多发生于 5 岁以下宝宝，表现为口痛、厌食、低热，手、足、口腔等部位出现小疱疹或小溃疡，多数患儿一周左右自愈，少数患儿可引起心肌炎、肺水肿等并发症。

清天柱骨

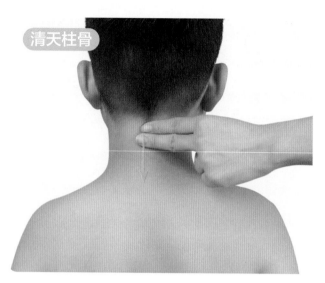

食指和中指并拢，沿宝宝颈后发际正中至大椎的直线从上到下推，50 次。

清脾经

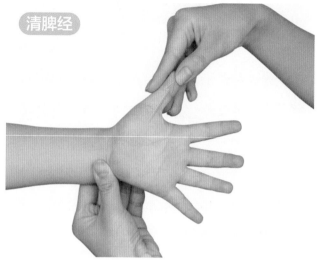

宝宝拇指伸直，由指根向指尖方向直推，100 次。

清肺经

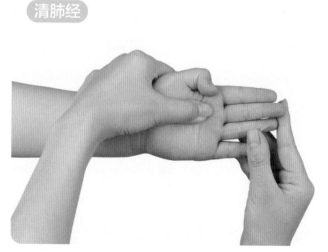

一手托住宝宝的手，手掌向上，另一手用拇指由指根推向指尖，100 次。

清天河水

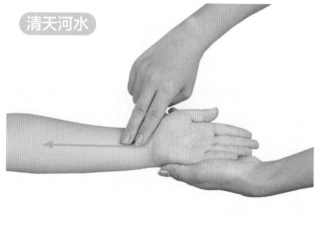

一手握住宝宝手掌，另一手用拇指或食、中二指从腕横纹推至肘横纹，100 次。

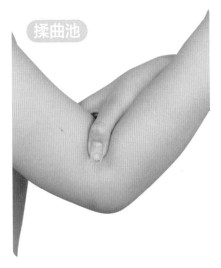

揉曲池

宝宝屈肘，一手托住其腕部，另一手握住宝宝的肘部，用拇指指腹揉，50 次。

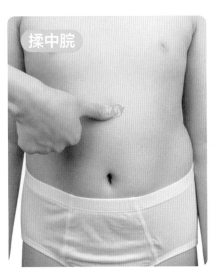

揉中脘

用拇指指端或掌根按揉，50 次。

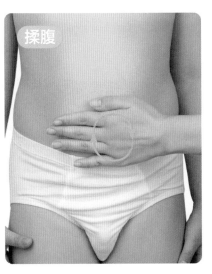

揉腹

在宝宝脐部及其周围用掌揉法，腹部有温热感即可。

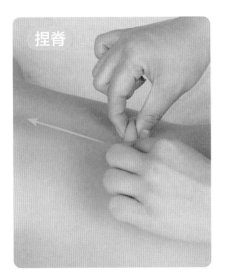

捏脊

用拇指与食、中二指对称着力，自龟尾开始，双手一紧一松交替向上挤捏推进至第一胸椎处，10 次。

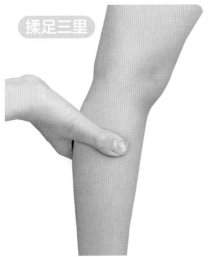

揉足三里

用拇指指端或指腹着力，稍用力按揉，100 次。

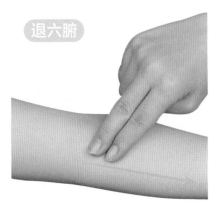

退六腑

一手握住宝宝桡侧腕关节，另一手用拇指或食、中二指指腹在前臂尺侧，由肘横纹起推至腕横纹，50 次。

磨牙

磨牙是指睡眠时有习惯性磨牙或白昼也有无意识磨牙的习惯。宝宝发生磨牙现象，主要原因有肠道寄生虫病、精神过度紧张、消化功能紊乱、营养不均衡等。

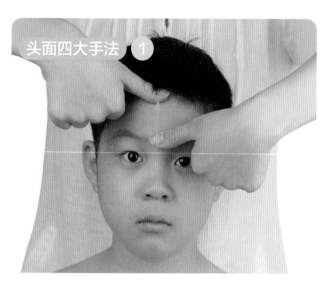

头面四大手法 1

开天门，用两拇指指腹自眉心起，交替向上直推至前发际，50 次。

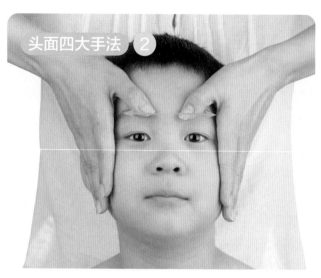

头面四大手法 2

推坎宫，用两拇指自眉心向两侧眉梢做分推，50 次。

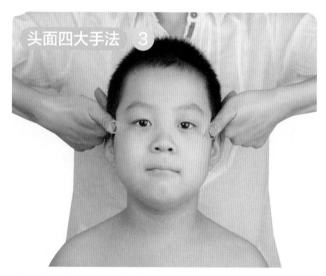

头面四大手法 3

揉太阳，用两拇指指端揉，50 次。

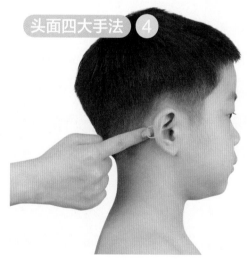

头面四大手法 4

揉耳后高骨，用食指或中指指端揉，50 次。

清心经

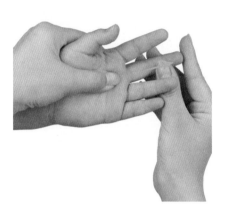

一手托住宝宝的手，手掌向上，另一手用拇指由指根推向指尖，50 次。

清肝经

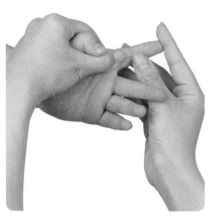

由食指掌面末节指纹推向指尖，100 次。

清胃经

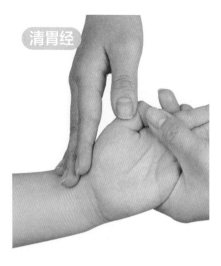

一手托住宝宝的手，手掌向上，另一手用拇指或食指自掌根推至拇指指根，100 次。

清大肠经

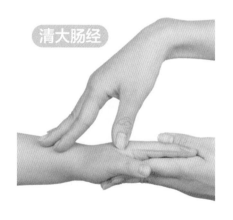

将宝宝食指固定于一手虎口内，另一手用拇指外侧缘推之，自指根推向指尖，50 次。

定颊车

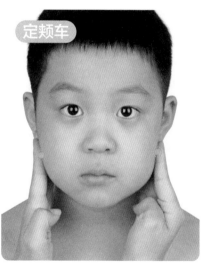

让宝宝用力咬牙，当咬肌隆起处，用双掌振按，30 次。

揉腹

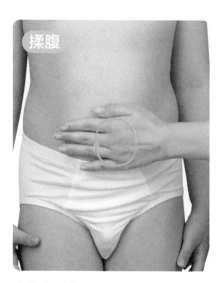

在宝宝脐部及其周围用掌揉法，腹部有温热感即可。

佝偻病

佝偻病多见于婴儿期，主要发病原因是体内缺乏维生素 D。这是一种骨基质钙化障碍疾病，会引起体内钙、磷代谢紊乱，而使骨骼钙化不良。中医认为，佝偻病是因先天禀赋不足，后天调养失宜，脾肾不足、骨质柔软所致，治宜调理脾胃。

补脾经

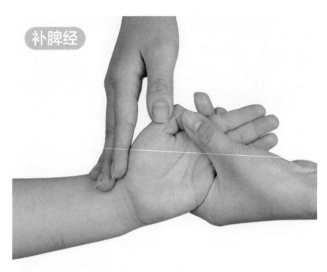

将宝宝拇指屈曲，循拇指桡侧边缘由指尖向掌根方向直推，或在拇指指腹做旋推法，100 次。

补肾经

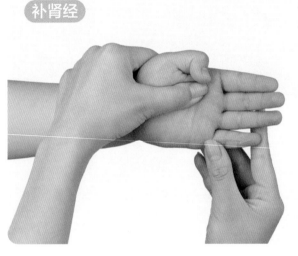

一手托住宝宝的手，手掌向上，另一手用拇指指腹旋推，或沿整个小指指根直推向指尖，100 次。

揉板门

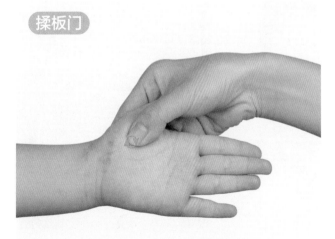

一手固定宝宝的手掌，用拇指指端按揉，100 次。

揉小天心

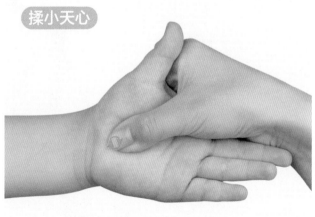

一手握住宝宝四指，掌心向上，用拇指指端揉，100 次。

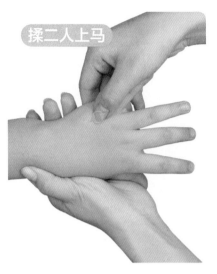

揉二人上马

一手握持宝宝手部,使手心向下,另一手用拇指指端揉,100 次。

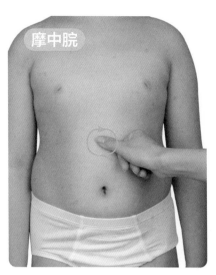

摩中脘

用拇指或四指摩,100 次。

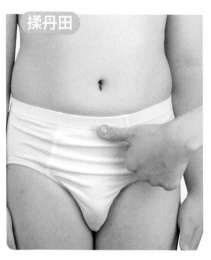

揉丹田

用拇指或中指指端揉,50 次。

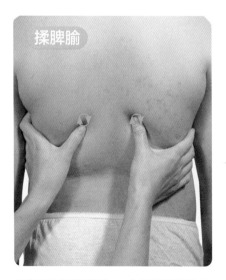

揉脾腧

用拇指指腹着力,在两侧脾腧上揉动,100 次。

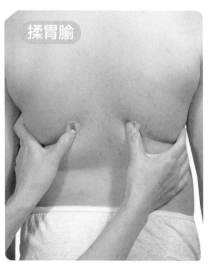

揉胃腧

用拇指指腹着力,在两侧胃腧上揉动,100 次。

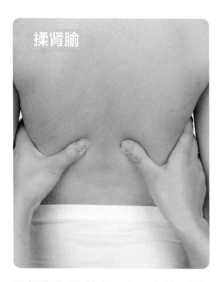

揉肾腧

用拇指指腹着力,在两侧肾腧上揉动,100 次。

脑瘫

小儿脑瘫指宝宝因多种原因，如感染、出血、外伤等，引起的脑实质损害，出现非进行性、中枢性运动功能障碍而发展为瘫痪的疾病。脑瘫患儿越早发现、越早治疗，康复效果越好。推拿是辅助治疗小儿脑瘫的重要疗法之一。

补肾经

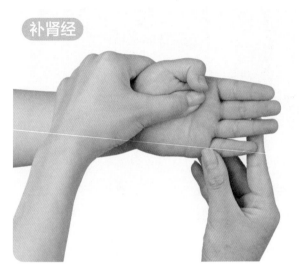

一手托住宝宝的手，手掌向上，另一手用拇指指腹旋推，或沿整个小指指根直推向指尖，100 次。

补肝经

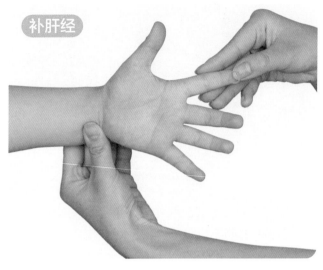

一手托住宝宝的手，手掌向上，另一手用拇指指腹顺时针旋转推动宝宝食指指腹，100 次。

补脾经

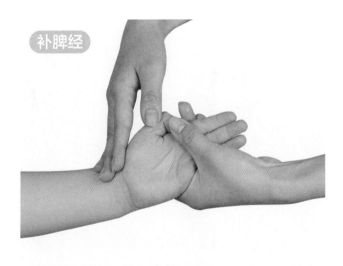

将宝宝拇指屈曲，循拇指桡侧边缘由指尖向掌根方向直推，或在拇指指腹做旋推法，100 次。

揉气海

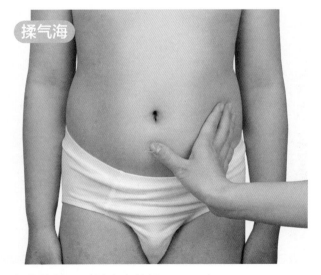

用拇指指端顺时针方向按揉，100 次。

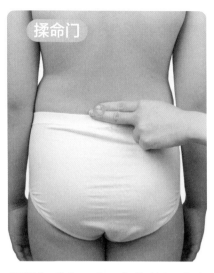

揉命门

用拇指或食、中二指指端揉肚脐
在腰椎的对应点，100 次。

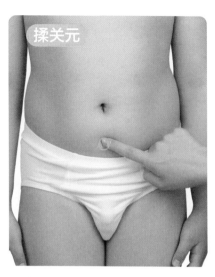

揉关元

用食指指端揉，50 次。

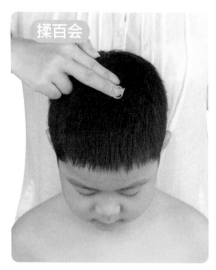

揉百会

用食、中二指指端揉，100 次。

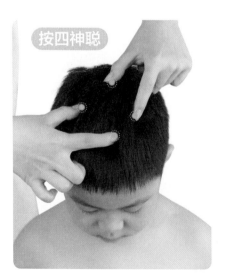

按四神聪

用拇指、食指指腹点按，50 次。

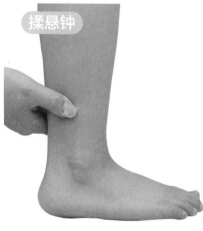

揉悬钟

用拇指指端揉，50 次。

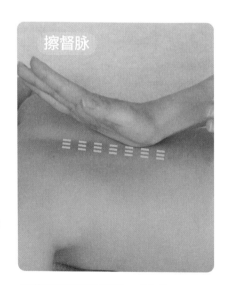

擦督脉

用掌面擦整条经络，10 次。

小儿肥胖

小儿肥胖原因有多种，与遗传、内分泌紊乱、精神因素、饮食过度、活动过少等有关。中医认为，小儿肥胖是暴饮暴食、劳逸不当等使脾胃运化失常，痰湿积聚于体内所致。督促宝宝多运动，调整饮食结构，坚持推拿调理。

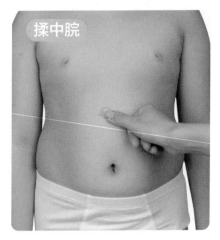

揉中脘

用拇指指端逆时针按揉，100 次。

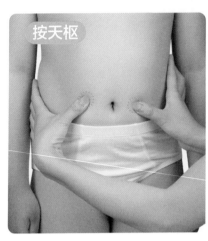

按天枢

用拇指或中指指端按，100 次。

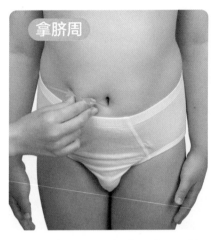

拿脐周

用拇、食、中三指稍用力同时提拿脐上、脐下部位的肌肉组织，拿起时可加捻压，50 次。

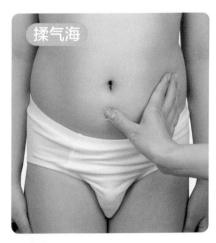

揉气海

用拇指指腹顺时针方向按揉，100 次。

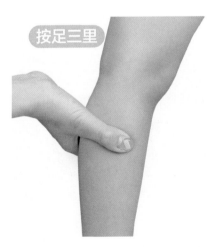

按足三里

用拇指指端或指腹着力，稍用力按揉，100 次。

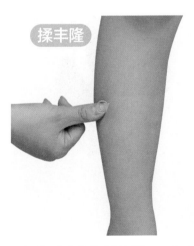

揉丰隆

用拇指或中指指端按揉，100 次。

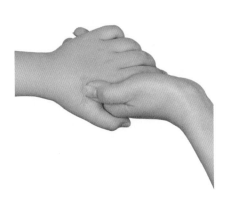

拿合谷

用拇指与食、中二指相对着力拿捏，50 次。

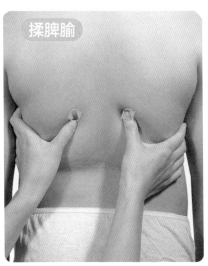

揉脾腧

用拇指指腹着力，在两侧脾腧上揉动，50 次。

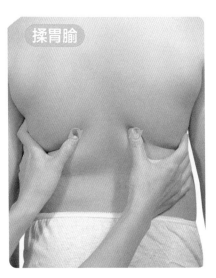

揉胃腧

用拇指指腹着力，在两侧胃腧上揉动，50 次。

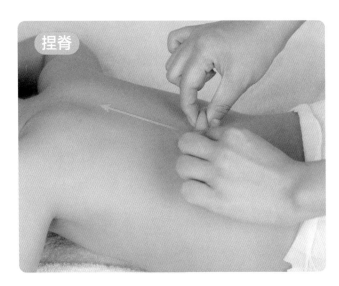

捏脊

用拇指与食、中二指对称着力，自龟尾开始，双手一紧一松交替向上挤捏推进至第一胸椎处，20 次。

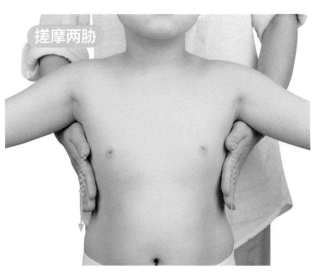

搓摩两胁

两手张开放在宝宝腋下，自上向下搓摩到肋骨尽处，50 次。

性早熟

性早熟从中医来看，就是肾气充盈、天癸萌发，导致乳房发育等第二性特征出现。中医认为，儿童性早熟的临床症候为肾阴虚、相火旺，治疗原则为滋肾阴、泻相火。

清肝经

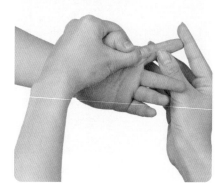

由食指掌面末节指纹推向指尖，100 次。

清心经

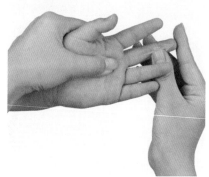

一手托住宝宝的手，手掌向上，另一手用拇指由指根推向指尖，50 次。

清肾经

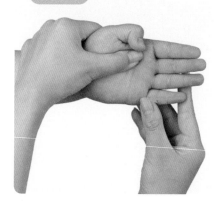

用一手持宝宝小指，另一手用拇指指端自小指指尖向指根方向直推，或顺时针按揉宝宝小指指腹，50 次。

搓摩胁肋

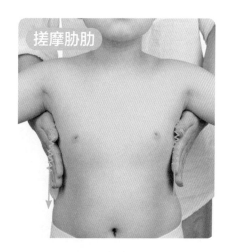

两手张开放在宝宝腋下，自上向下搓摩到肋骨尽处，50 次。

摩腹

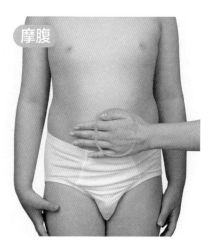

在宝宝脐部及其周围用掌摩法，腹部有温热感即可。

调五经

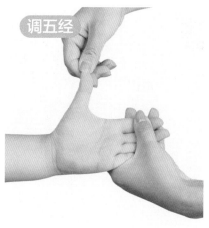

一手握持宝宝五指以固定，另一手用拇指指甲逐一掐揉，每穴 10 次。

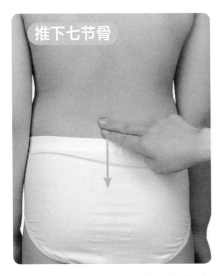

推下七节骨

用拇指桡侧面或食、中二指指腹着力，自上向下直推，50 次。

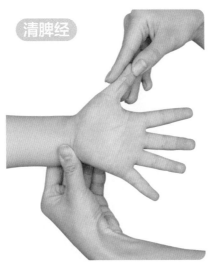

清脾经

宝宝拇指伸直，用拇指由指根向指尖方向直推，100 次。

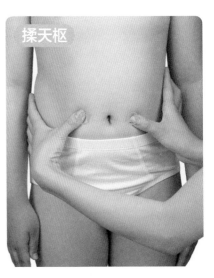

揉天枢

宝宝仰卧，用两手拇指指端揉，50 次。

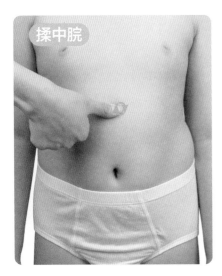

揉中脘

用拇指指端或掌根揉，50 次。

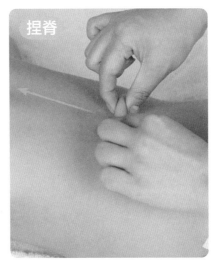

捏脊

用拇指与食、中二指对称着力，自龟尾开始，双手一紧一松交替向上挤捏推进至第一胸椎处,5 遍。

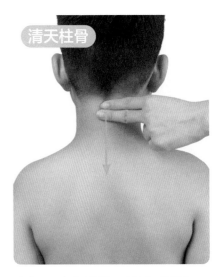

清天柱骨

食指和中指并拢，沿颈后发际正中至大椎的直线从上至下推，50 次。

小儿夏季热

小儿夏季热是一种婴幼儿所特有的发热性疾病，6 个月到 5 岁宝宝多见，以发热不退、口渴、多饮、多尿、无汗或少汗为特点。一般认为，小儿夏季热是由于气候炎热，小儿体温中枢调节功能尚不健全，排汗功能不良，不易散热所致。

分推大横纹

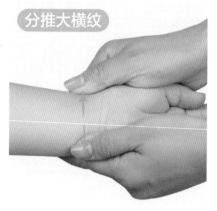

用两手相对握持宝宝手部，两拇指置宝宝掌后横纹中央，由总筋向两旁分推 50 次，又称分推阴阳。

清肝经

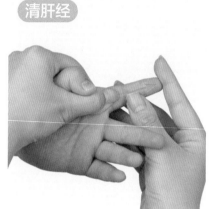

由食指掌面末节指纹推向指尖，50 次。

清肺经

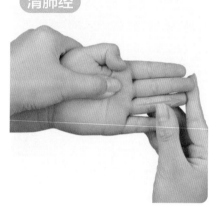

一手托住宝宝的手，手掌向上，另一手用拇指由指根推向指尖，50 次。

补肾经

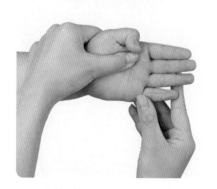

一手托住宝宝的手，手掌向上，另一手用拇指指腹旋推，或沿整个小指指根直推向指尖，50 次。

揉肾纹

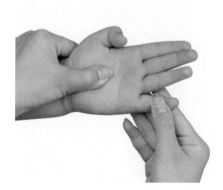

一手虎口夹住宝宝手掌，另一手用拇指指腹揉，50 次。

掐二扇门

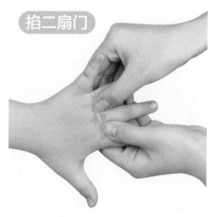

两手握持宝宝的手，用两拇指指甲掐之，50 次。

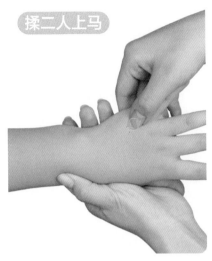

揉二人上马

一手握持宝宝手部，使手心向下，另一手用拇指指端揉，50 次。

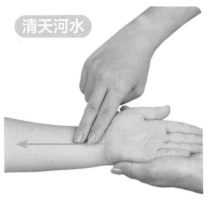

清天河水

一手握住宝宝手掌，另一手用拇指或食、中二指指腹从腕横纹推至肘横纹，50 次。

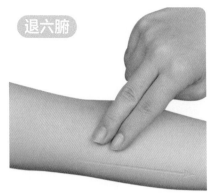

退六腑

一手握住宝宝桡侧腕关节，另一手用拇指或食、中二指指腹在前臂尺侧，由肘横纹起推至腕横纹 50 次。

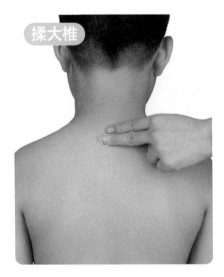

揉大椎

用拇指或食、中二指指端按揉，50 次。

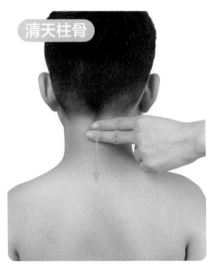

清天柱骨

食指和中指并拢，用指腹沿颈后发际正中至大椎的直线从上至下推，50 次。

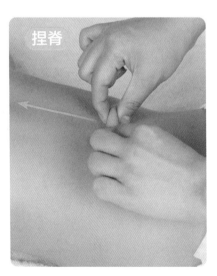

捏脊

用拇指与食、中二指对称着力，自龟尾开始，双手一紧一松交替向上挤捏推进至第一胸椎处，10 次。

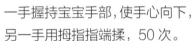

斜视

小儿斜视即眼位偏斜，两眼的视线发生偏斜，不能同时指向同一目标。斜视若日久不治，斜视眼的视觉功能就得不到正常发展，超过 12 岁，视力往往难以矫正，形成弱视。小儿斜视的推拿手法主要目的是舒筋解痉、滋肝明目。

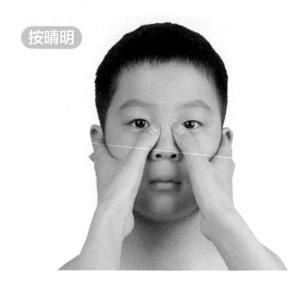

按晴明

用两拇指或食指指端按，50 次。

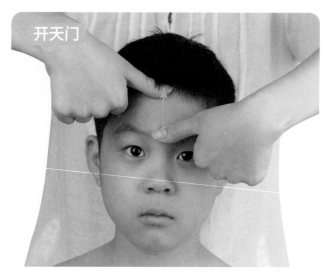

开天门

用两拇指指腹自眉心起，交替向上直推至前发际，50 次。

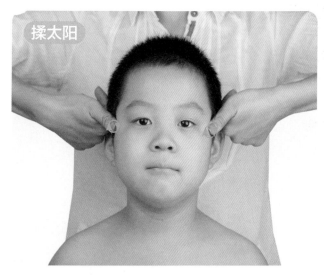

揉太阳

用两拇指指端揉，50 次。

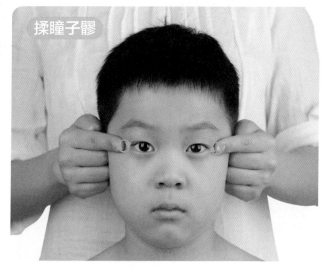

揉瞳子髎

用食指或中指指端稍用力按揉眼眶后缘凹陷处，50 次。

按四白

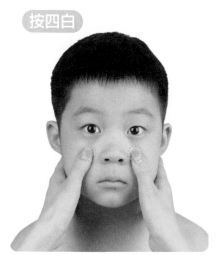

用两拇指或中指指腹点按，50 次。

揉鱼腰

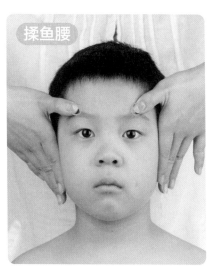

用两拇指或食指按揉，50 次。

抹眼眶

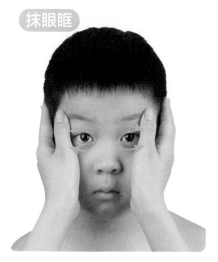

用两拇指指腹从眼角刮至眼尾，上下各 50 次。

拿合谷

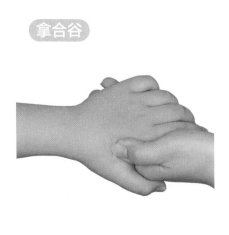

用拇指与食、中二指相对着力拿捏，50 次。

拿风池

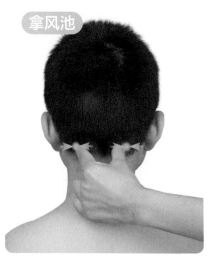

用拇指和食指同时拿捏两侧风池，50 次。

揉肝腧

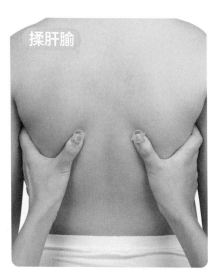

用两手拇指或食、中二指指端揉，50 次。

中耳炎

中耳炎常发生于感冒后，或在不知不觉中发生，儿童常表现为听力迟钝或注意力不集中。中耳炎，尤其是急性化脓性中耳炎多见于儿童，临床常表现为耳区胀痛、听力下降，以及伴有发热、头痛、乏力、食欲减退等全身症状。

急性中耳炎

症状表现为发热恶寒，耳内作痛，或轻或重，跳痛难忍，咳嗽、吞咽时疼痛加重，脓溢耳外后疼痛减轻。推拿辅助治疗，以清热解毒、疏风解表为原则。

分推大横纹

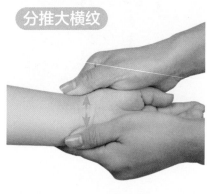

用两手相对握持宝宝手部，两拇指置宝宝掌后横纹中央，由总筋向两旁分推 50 次，又称分推阴阳。

揉外劳宫

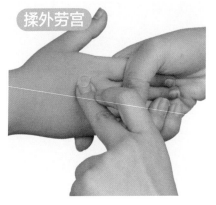

一手持宝宝四指，掌背向上，另一手用中指指端揉，100 次。

掐中渚

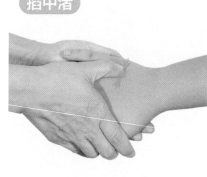

一手握住宝宝的手，另一手用拇指指端掐揉手背第四、第五掌骨之间凹陷处，50 次。

推大肠

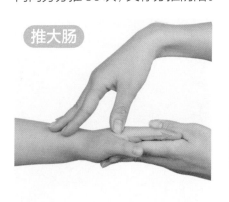

将宝宝食指固定于一手虎口内，另一手用拇指外侧缘自指根推向指尖，50 次。

清天河水

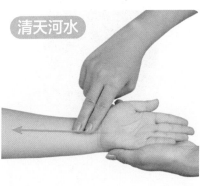

一手握住宝宝手背，另一手用拇指或食、中二指从腕横纹推至肘横纹，100 次。

补肾经

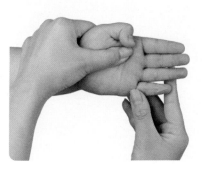

一手托住宝宝的手，手掌向上，另一手用拇指指腹旋推，或沿整个小指指根直推向指尖，100 次。

慢性中耳炎

症状表现为急性未愈，反复流脓或流黏液，恶臭，低热，耳痛眩晕。需滋阴降火、清肝利胆。

揉小天心

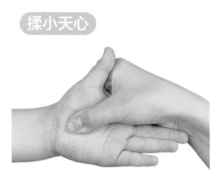

一手持宝宝四指，掌心向上，用拇指指端揉，100 次。

揉三阴交

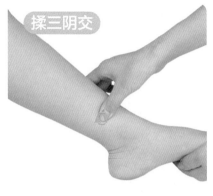

用拇指或食、中二指指腹着力，稍用力按揉，100 次。

揉听宫

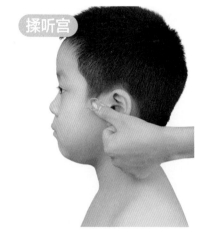

让宝宝微张口，用两手拇指按揉耳屏正中前缘凹陷中，50 次。

逆运八卦

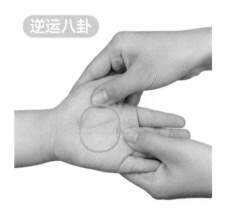
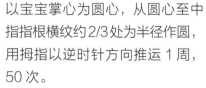

以宝宝掌心为圆心，从圆心至中指指根横纹约 2/3 处为半径作圆，用拇指以逆时针方向推运 1 周，50 次。

退六腑

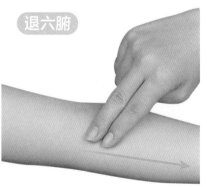

一手握住宝宝桡侧腕关节，另一手用拇指或食、中二指指腹在前臂尺侧，由肘横纹起推至腕横纹，50 次。

补肾经

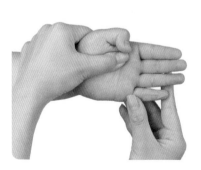

一手托住宝宝的手，手掌向上，另一手用拇指指腹旋推，或沿整个小指指根直推向指尖，100 次。

附录 1：小儿常用穴位图

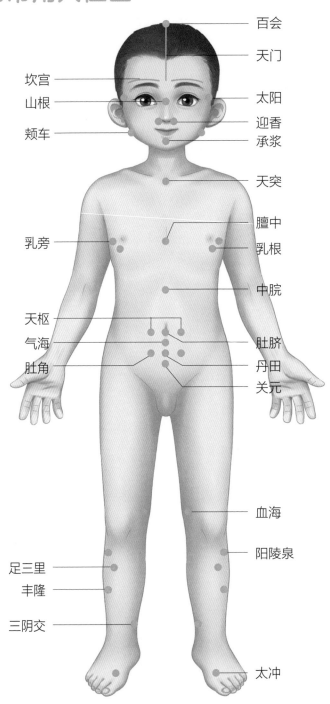

百会

天门

坎宫

太阳

山根

迎香

颊车

承浆

天突

膻中

乳旁

乳根

中脘

天枢

肚脐

气海

丹田

肚角

关元

血海

阳陵泉

足三里

丰隆

三阴交

太冲

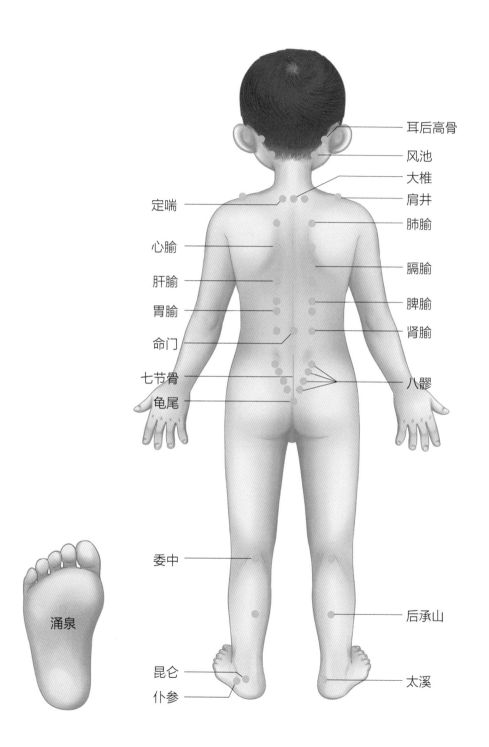

耳后高骨

风池

大椎

肩井

定喘

肺腧

心腧

膈腧

肝腧

脾腧

胃腧

肾腧

命门

七节骨

八髎

龟尾

委中

后承山

涌泉

昆仑

太溪

仆参

附录2：图解婴儿抚触

婴儿抚触即给婴儿按摩身体的各个部位。皮肤是人体接受外界刺激的最大感觉器官，婴儿抚触是通过双手对婴儿的皮肤和特定部位进行有次序、有手法技巧的抚摩，以调整婴儿脏腑、气血、经络功能，从而达到防治疾病、强身健体的目的。

婴儿抚触的益处

1　抚触促进婴儿智力发育。抚触通过皮肤这一最大感觉器官给婴儿以正向刺激，进而促进脑部发育。

2　抚触可以改善婴儿睡眠，能够增加婴儿对于噪声的承受能力并能够使其安静下来。对于有入睡困难、易惊醒、睡眠方式多变等睡眠障碍的婴儿有良好帮助。

3　抚触还可以促进婴儿的生长发育，促进食物的消化和吸收。

4　抚触使婴儿安静平和。抚触可以刺激大脑产生催产素，帮助婴儿及其父母得到平和安静的感觉。

5　抚触可促进早产儿神经系统的发育。早产儿在出生时大脑尚未发育完善，出生后早期仍处于中枢神经元快速增殖期，抚触的早期干预有利于中枢神经系统的发育。

6　抚触能满足早产儿被爱的需要，通过对尚无语言能力的早产儿的皮肤感受器进行温柔的抚触刺激，能使早产儿产生愉悦的心情，使其安静、少哭闹，有利于生长发育，提高抗病能力，促进身心健康。

抚触顺序

头面部

↓

胸部

↓

腹部

↓

上肢

↓

下肢

↓

背部

抚触操操作步骤：

　　将宝宝放置在婴儿被上，脱去衣服，检查全身情况并及时更换纸尿裤。

　　妈妈洗净双手，取适量婴儿润肤油或婴儿润肤乳液涂抹双手。

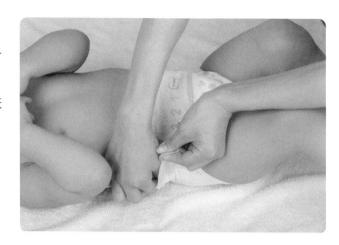

头面部

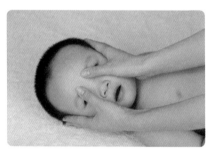 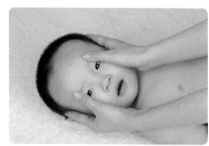 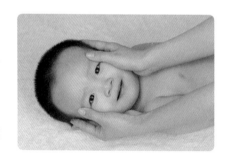

步骤一：双手拇指放在宝宝眉心，其余四指放在宝宝头部两侧，两拇指相对由眉心抹至前额，再至发际。

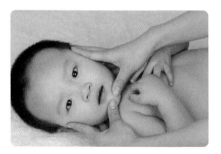 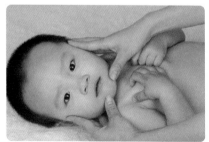 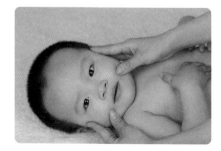

步骤二：按摩下颌，两拇指放在宝宝下颌中央，其余四指放在宝宝脸颊两侧，双手拇指向外上方按摩至耳垂，画出微笑状。

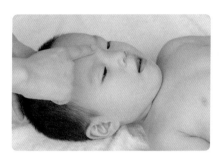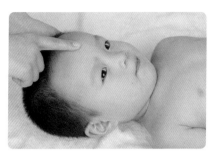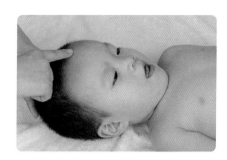

步骤三：一手托宝宝头，另一手用食指指腹从前额发际缓慢移向后发际至耳后，呈半弧形。

胸部

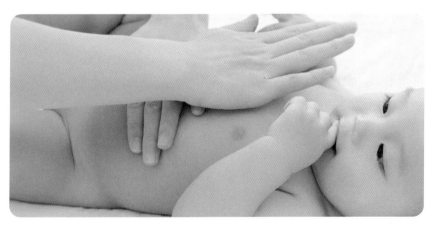

双手放在宝宝两侧肋缘，右手向上滑向宝宝右肩，复原。左手以同样方法进行。

腹部

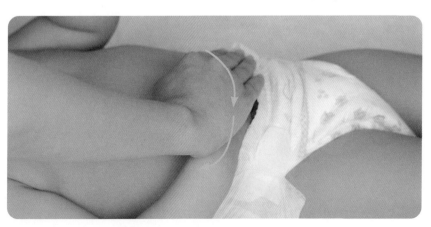

在宝宝的右下腹向左下腹，顺时针方向画半圆，右手紧跟着左手从右下腹部沿弧形按摩，避开脐部，动作要轻柔。

上肢

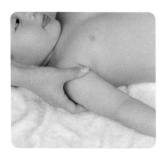

用一手轻握宝宝的手，另一手从腋下先捋。

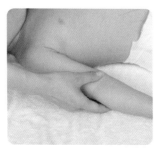

边捋，边轻捏上肢。

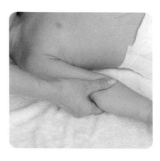

由上臂捏至小臂，捋至手腕。

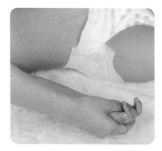

捋至手掌，逐根按摩宝宝的手指，自掌根推至指尖。用同样方法按摩另一侧上肢。

下肢

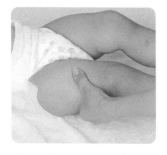

用一手轻握宝宝的脚，另一手从大腿根先捋，轻捏下肢。

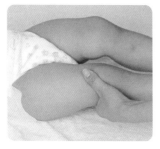

由大腿捋至膝盖。

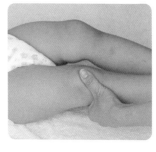

由膝盖捋至小腿、脚踝。

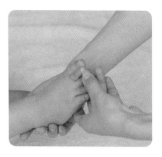

按摩宝宝脚背，并用拇指、食指按摩宝宝每根脚趾。用同样方法按摩另一侧下肢。

背部

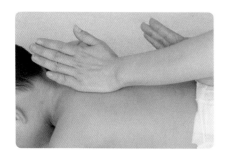
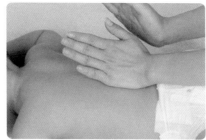
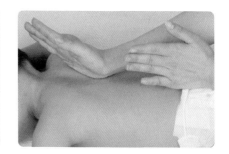

双手平放在宝宝脊椎两侧，向两侧轻轻推移。从颈部向下按摩，然后轻轻按摩脊柱两边的肌肉。

附录 3：小儿按摩经手法歌

心经有热作痰迷，天河水过作洪池，
肝经有病儿多闷，推展脾土病即除。

脾经有病食不进，推展脾土效必应，
肺经受风咳嗽多，即在肺经久按摩。

肾经有病小便涩，推展肾水即救得，
小肠有病气来攻，板门横门推可通。

用心记此精宁穴，看来危症快如风。

胆经有病口作苦，好将妙法推脾土，
大肠有病泄泻多，脾土大肠久搓摩。

膀胱有病作淋疴，肾水八卦运天河，

胃经有病呕逆多，脾土肺经推即和。

三焦有病寒热魔，天河过水莫蹉跎。

命门有病元气亏，脾上大肠八卦推，
仙师授我真口诀，愿把婴儿寿命培。

五脏六腑受病源，须凭手法推即痊，
俱有下数不可乱，肺经病掐肺经边。

心经病掐天河水，泻掐大肠脾土全，
呕掐肺经推三关，目昏须掐肾水添。

再有横纹数十次，天河兼之功必完，
头痛推取三关穴，再掐横纹天河连。

又将天心揉数次，其功效在片时间，
齿痛须揉肾水穴，颊车推之自然安。
鼻塞伤风天心穴，总筋脾土推七百，
耳聋多因肾水亏，掐取肾水天河穴。
阳池兼行九百功，后掐耳珠旁下侧。
咳嗽频频受风寒，先要汗出沾手边，
次掐肺经横纹内，干位须要运周环。
心经有热运天河，六腑有热推本科，
饮食不进推脾土，小水短少掐肾多。

大肠作泻运多移，大肠脾土病即除，
次取天门入虎口，揉脐龟尾七百奇。
肚痛多因寒气攻，多推三关运横纹，
脐中可揉数十下，天门虎口法皆同。
一去火眼推三关，一百二十数相连，
六腑退之四百下，再推肾水四百完，
兼取天河五百遍，终补脾土一百全。
口传笔记推摩诀，付与人间用意参。

图书在版编目（CIP）数据

极简小儿推拿 / 马增斌主编 . - 北京：中国轻工业
出版社，2022.3
ISBN 978-7-5184-3658-3

Ⅰ . ①极… Ⅱ . ①马… Ⅲ . ①小儿疾病 - 推拿
Ⅳ . ① R244.15

中国版本图书馆 CIP 数据核字 (2021) 第 182774 号

责任编辑：付　佳　罗雅琼　　责任终审：张乃柬　　整体设计：奥视读乐
策划编辑：罗雅琼　　　　　　　责任校对：宋绿叶　　责任监印：张京华

出版发行：中国轻工业出版社（北京东长安街 6 号，邮编：100740）
印　　刷：北京博海升彩色印刷有限公司
经　　销：各地新华书店
版　　次：2022 年 3 月第 1 版第 1 次印刷
开　　本：889×1194　1/20　印张：9
字　　数：200 千字
书　　号：ISBN 978-7-5184-3658-3　定价：49.80 元
邮购电话：010-65241695
发行电话：010-85119835　传真：85113293
网　　址：http://www.chlip.com.cn
Email：club@chlip.com.cn
如发现图书残缺请与我社邮购联系调换
200139S2X101ZBW